為乳綢繆

為乳綢繆

認識乳癌十大成因和預防方法

張淑儀、熊維嘉 著

詹佩華 編

香港中文大學出版社

《為乳綢繆：認識乳癌十大成因和預防方法》
張淑儀、熊維嘉　著
詹佩華　編

© 香港中文大學 2024

國際統一書號 (ISBN)：978-988-237-325-9

出版：香港中文大學出版社
　　　香港　新界　沙田・香港中文大學
　　　傳真：+852 2603 7355
　　　電郵：cup@cuhk.edu.hk
　　　網址：cup.cuhk.edu.hk

Mastering Breast Care (in Chinese)
　　By Polly Cheung Suk Yee and Hung Wai Ka
　　Edited by Kennix Chim

ISBN: 978-988-237-325-9

Published by The Chinese University of Hong Kong Press
　　　The Chinese University of Hong Kong
　　　Sha Tin, N.T., Hong Kong
　　　Fax: +852 2603 7355
　　　Email: cup@cuhk.edu.hk
　　　Website: cup.cuhk.edu.hk

Printed in Hong Kong

目錄

預防方法

　　我是一個乳癌康復者。一直以來，我認為我的病源是長期的工作壓力及睡眠不足。當然飲食習慣，如熱愛鮮油多、鋸牛扒等，也可能是病源之一。所以在手術後，我決定要放鬆自己，要開開心心地做人。遇上不開心的事，若有能力去解開一點心結，就去做；餘下的，便告訴自己：「你已盡力了，放下吧！」。家裏的桌子上擺了個「布袋和尚」，又稱「彌勒佛」，他一手拿著布袋，另一手向下垂，意味著「拿得起」和「放得下」。看著他，我就提醒自己，世間有許多事情到了某一個階段，就應該放手。這是放棄嗎？我覺得不算是。我努力過，也盡了力，但有些事不是靠堅持就能解決的，天時、地利、人和，缺一不可。慢慢地我放鬆了對自己的壓力。從政壇退休後，睡眠日趨正常。因此，我很有信心，我的乳癌不會復發。

　　但當我看了本書後才發覺，原來「缺乏運動」及「從未餵哺母乳」才是乳癌十大高危後天因素之首兩位；而兩樣我都中了。後者已無可補救，但前者尚有可為；於是我急急翻到〈缺乏運動〉那一章。看到驚心動魄的一段字：「每天坐著超過六小時以上，會提高多種疾病的致命風險」，每天對著電腦坐六小時以上，是我經常會做的事。加上我喜歡開車，很少走路。看來我必須改弦易轍，每天堅持儘量多走幾步。書中還建議勤做運動，例如太極、瑜伽、普拉提等等。

　　這本由醫生寫的書，坦率地說，娛樂性欠奉，但卻是每位女性必備的參考書。我們若不想自己或家人成為乳癌的獵物，就要讀此書，並持之以恆地保護自己的健康。祝大家健康快樂！

范徐麗泰

香港乳癌基金會前名譽會長、原人大常委、前立法會主席

　　正所謂「醫者父母心」，張淑儀醫生除了是一位專業的外科專科醫生，在乳癌患者心目中更是一位療癒心靈的治療師。我和張醫生在大學時候認識，在香港乳癌基金會我們並肩作戰，目標是要減低乳癌威脅。多年來她堅持的信念都是「醫生不只醫病，也醫病者的心」。她一直以來不僅做好醫生的本分，更堅持醫生對病人要有著全面的了解和深切的關懷。

　　回顧過去，張醫生陪伴我面對乳癌帶來的種種困難和挑戰。當我身陷困境時，她是我最重要的支持者和醫者。她專業的知識和對患者無微不至的關懷，讓病人在治療期間不會感到孤單，也是她們的「強心針」。然而，張醫生並沒有止步於此，她以堅定的決心和勇氣創立了香港乳癌基金會，為無數的乳癌患者和康復者提供無盡的支持和幫助。

　　作為香港乳癌基金會的主席，我非常欣賞張醫生她在百忙之中抽空完成這本著作，78篇文章深入地探討常見的乳癌高危因素，論及先天及後天因素和預防方法。張醫生和熊醫生為很多醫學問題提供專業的分析和解釋，令我們更明白乳癌的風險。書中涉獵題材甚廣，例如解構乳房鈣化點、認識運動習慣、人工受孕、靜觀減壓等與乳癌的關係；又加上較鮮為人知的議題，如乳癌為何與攝取代糖、食用薑蒜、茹素等有關。全書其中最重要的部分是提及到乳癌篩查先導計劃的文章，能夠成為給乳癌患者下一代的健康須知。這本書猶如一本啟示錄，提醒所有繁忙的都市人，尤其是女性，應多加注意患上乳癌的風險，防患於未然。本書內容深入淺出，箇中的重點一目了然，讓讀者細讀章節時受益匪淺。

　　生命影響生命。我相信很多人也會認同，張醫生是香港乳癌治療的權威，其乳房外科專業知識備受信賴，以病者為中心，改變了人的生命。願這本書能夠成為乳健教育的藍圖，為讀者們和醫療界帶來福音，積極帶動大眾對乳癌的關注，與大家一起建立一個更美好、更健康的社區！

霍何綺華

香港乳癌基金會主席

女性一生要面對的健康問題層出不窮。研究數據指出，每13位香港女性中，便有1人有可能會罹患乳癌。事實上從上世紀90年代中期至今，香港確診乳癌病例增加了三倍，乳癌已成為香港女性最常見的癌症，每天平均有超過15名婦女確診患上乳癌。本港乳癌患者的年齡還較西方國家更年輕，有報告指出最年輕病例不到20歲。

預防醫學是以減低風險、加強認知和及早斷治為基礎。但相比全球發達地區，本港政府在過往30年對女性乳癌這個重要健康問題所採取的政策既保守又被動。

張淑儀醫生一直是我所仰慕的醫學界前輩。她除了是香港頂尖的乳房外科醫生，也是本港社區預防乳癌的先驅。張醫生深受病人愛戴，臨床工作非常忙碌，但從不間斷地在報章寫醫學專欄，為普羅市民提供深入淺出的專業資訊。我有幸參與她

所創立和帶領的香港乳癌基金會，這些年基金會倡議女性乳房健康，爭取預防普查，又為基層患者找資源贈醫施藥，謀求及早發現診斷的途徑。縱使遇上各種工作困難，她從不放棄，出錢出心出力出時間，是乳房健康最忠誠的朋友。

張醫生對本港社區乳房健康的貢獻毋庸置疑，而年少的我曾經也深受啟發。張醫生是家父的朋友，是少數選擇以外科為專科的女醫生。她也是家母患乳癌時的主診醫生，那時我姊妹四人年幼，親身體會到作為癌病患者家眷的無助，但張醫生對病人及其家屬的關懷和不放棄任何病人的態度實在令我印象深刻。及後我在大學工作經常要到內地偏遠山區為少數民族社區做醫療人道救援工作，遇上女性健康議題（尤其是關於乳房健康知識教育）時，張醫生都很願意提供寶貴意見及鼓勵，亦師亦友，是年輕職業女性的模範。

這本書是張醫生第五本中文著作，本人非常期待。但願本書一紙風行，被廣泛傳閱，令大眾可以對乳房健康多一分了解，支持這個重要的健康議題，無論男女都成為乳房最忠誠的朋友。

陳英凝

香港中文大學醫學院教授及助理院長（外務）、共享基金會總幹事
CCOUC 災害與人道救援研究所所長、中文大學全球衛生中心總監
英國牛津大學納菲爾德臨床醫學院公共衛生醫學訪問教授
美國哈佛大學 FXB 中心研究學人

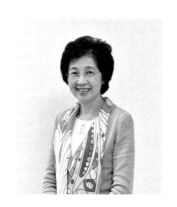

張淑儀自序

　　行醫四十載，陪伴不少病人走過抗癌路。大多數病人初確診乳癌時，對癌症所知甚少，更不明白「為甚麼偏偏選中我？」，最後只能面對現實，接受治療。很多病人大病初癒後，頓時改變生活和飲食習慣，每次覆診，都會問我這些、那些食物可以吃嗎？真有點亡羊補牢的感覺。

　　有感很多女士或乳癌康復者，想知道怎樣的生活方式才可降低患乳癌的風險，因而促成《為乳綢繆》的誕生。這是我第五本出版的書籍，以往《乳妳同行1–4》系列集中講述了行醫的經歷、乳癌的類型、治療方法等，本書採取了不同的角度，從日常生活著手，以淺白的形式及日常真實案例的分享道出各項健康資訊，供讀者參考，希望提升大眾預防乳癌的意識。

　　書中提出的生活細節注意事項和預防方法，其實是根據香港乳癌資料庫羅列的十大乳癌高危風險所構思而成。香港乳癌

資料庫是香港乳癌基金會旗下研究部門，過去15年收集了27,000宗本地乳癌病例數據分析，真實和全面反映香港乳癌實況。這些豐碩的成果，實在有賴資料庫一班無名英雄的付出。

健康是生命之基，是人生幸福的源泉。沒有健康，一切都無從談起。因此，維持健康飲食和體能運動的習慣，不要讓癌病乘虛而入，是守護健康的第一步。下一步當然是定期進行乳癌篩查，及早發現早期乳癌。而政府應儘快落實全港性乳癌篩查計劃，考慮公私營醫療機構合作，共同守護本港婦女的健康。

不經不覺，在報章撰寫專欄已經超過十年，成為我與讀者間溝通的平台。藉著今次出書，我想把它獻給香港乳癌資料庫登記冊上每一名乳癌患者和康復者，同時也獻給香港乳癌基金會的職員、委員和支持者。你們無私的貢獻，令我感到驕傲。

張淑儀

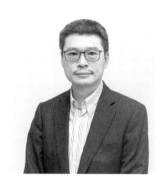

　　所謂「上醫治未病」，這句話出自兩千多年前的《黃帝內經》，意思是醫術最高明的醫生，是在病人發病之前給予建議以預防疾病。本書《為乳綢繆》就是希望大家能建立良好的飲食和生活習慣，對乳癌防範於未然。

　　很多乳癌病人初確診時都會問「為何會是我？」。迄今乳癌確切成因未明，作為醫生也沒有一條方程式來解釋「因為怎樣就會有乳癌」，只可以説有一些風險因素令患乳癌的機會率比較高。本書希望可以集合並闡釋一些我們已知的風險因素，並提出建議，以幫助病者及大眾認識乳癌，及早作出預防。

　　我曾接觸過一位因一邊乳房感到不舒服而應診的病人，她擔心是乳癌，經過乳房X光造影檢查，證實不舒服那邊的乳房患有良性腫瘤，但卻在另一邊以為沒事的乳房，照到有癌細胞。另有一名30多歲、正值事業搏殺期的年輕乳癌患者，20

歲出頭時已檢側到右邊乳房有良性纖維腺瘤，一直有定期檢查
乳房，其後摸到左邊乳房有硬塊，經檢驗結果證實患上第二期
乳癌。她一直以為，最需要留意的是有良性腫塊的右邊乳房，
但結果出事的卻是另一邊的乳房。這些個案正好說明乳健檢查
的重要性，以定期確保兩邊乳房同樣健康。

　　所以，除了認識風險因素以預防乳癌之外，女士們更要採
取積極和主動策略，定期進行乳癌篩查以偵察出早期乳癌，達
至病向淺中醫的效果。

熊維嘉

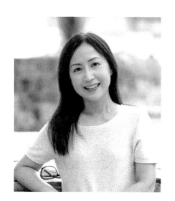

詹佩華編者序

我很感恩，也很榮幸能成為《為乳綢繆》的編輯。

我在中大新聞與傳播學系畢業後，從事財經記者工作超過15年，一直在數字堆中尋找具價值的新聞，驟眼看來財經與醫療的題材風馬牛不相及，然而事實卻不然。

所謂「用數字講故事」：現時本港每天平均有15名婦女確診乳癌、女性罹患癌症的機率高於男性等等，很多很多數據說明了乳癌是女性頭號敵人。我能利用過往採訪和編輯的經驗，參與本書的出版，向女士們傳遞「及早發現，治療關鍵」這最具價值的訊息，我覺得很有意義。

張醫生是乳癌治療領域的權威，也是我最敬重的人。從她身上，我看見專業和熱誠。感激張醫生和熊醫生給予機會，讓我參與題目討論及資料搜集工作，以更貼近普羅大眾的角度發掘題材，並搜集不同研究和文獻，就每個風險主題深入探討，

證實改善生活和飲食習慣能降低乳癌風險的信念。兩位醫生從專業醫學角度詳細分析不同主題，惠澤人群。

不論任何年齡或類型的女士，都會發現本書切合妳所需：例如愛美的女士，過量使用甲油、染髮可能會提高乳癌風險；嗜甜的女士喜愛珍珠奶茶、甜品，易踏上致肥陷阱，增加患癌的風險；而如果已為人母的女士患上乳癌，她們會比任何人更關心下一代的健康，更注意怎樣提醒下一代要提防乳癌。這些都是非常貼身和貼心的話題。

在編輯本書的過程中，我亦發現一個小亮點。全書有相當的篇幅著墨於「食」，所以我將相關文章分為兩個章節：現存的飲食習慣問題 (第6章) 和如何作出改善以食得健康 (第7章)，希望讀者知道膳食與癌症有密不可分的關連。

最後，我感謝兩位家中的寶貝默默支持，並將此書送給你們。

詹佩華

　　曾有乳癌病人是一位瑜珈導師，她一直注重健康：做運動、體重健康、飲食清淡、不煙不酒，生活基本沒有甚麼引致乳癌的高危習慣，但仍然患上了乳癌。細問下，原來她是個「芝士狂」，任何美食都喜歡添加芝士。須知道芝士屬奶類製品、動物脂肪，多吃會提高患上乳癌的風險。

　　另有一位乳癌病人是一名緊張孩子學業成績的「虎媽」，即使孩子只是小一學生，已經開始對其考試成績憂心忡忡，早晚擔心孩子的學業落後於其他同學。這種緊張情緒在日積月累下，便會形成無形的壓力，而高壓正正可能會增加患上乳癌風險。所以，要提防乳癌來襲，維持健康飲食生活和平衡生活壓力是十分重要的。

　　要了解乳癌，我們應先了解乳房本身。女性乳房其實是由乳腺組織、周邊脂肪及纖維組織構成，是依附在皮膚層的器

官。在人體器官中，乳房看似並不起眼，但乳癌卻是當今香港女性的頭號癌症，亦是女性致命癌症中第三位。乳癌會侵襲乳房組織，擴散至腋下淋巴腺，以至身體其他部位如肺部、骨骼、肝臟甚至腦部。乳癌會損害受感染器官的功能，更會威脅患者生命。

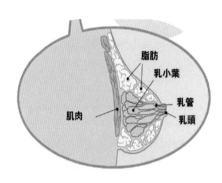

圖0.1　乳房構造[1]

香港乳癌發病率高，2021年新症個案突破5,000大關，至5,565宗，按年顯著上升12%。一生累積風險升至每13名婦女當中，有一位一生中或會患上入侵性乳癌。若果將原位癌的個案也計算在內，香港女性每11人就有1人有機會患上乳癌，情況實在令人擔憂。乳癌成為女士們的頭號敵人，在過去十年，女性入侵性乳癌增加超過六成，顯著高於整體女性癌症增幅的五成。乳癌已成為任何年齡的女士都不能忽視的問題。

入侵性乳癌

入侵性乳癌是指癌細胞已經由乳腺管入侵到周圍的乳腺組織。例如來自乳腺管的乳癌細胞穿越了基底膜（basement membrane），便會稱為入侵性乳腺管癌。

原位癌 (ductal carcinoma in-situ, DCIS)

所謂原位癌，是指癌細胞仍在乳腺管內，還沒有侵蝕乳腺管以外
的組織，所以沒有能力擴散至淋巴結或其他器官，被視為一種極
早期的乳癌，在醫學上又稱為零期乳癌，即還未及第一期。雖然
原位癌不是入侵性癌症，但若果沒有好好利用手術將病灶完全切
除，有患者將會演變成為入侵性乳癌，所以絕不能掉以輕心。

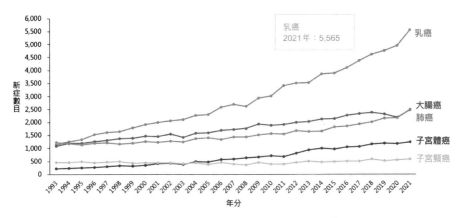

圖0.2　2021年香港女性十大癌症發病趨勢[2]

　　香港乳癌基金會自2005年成立以來，一直透過乳健教育、
患者支援、研究及倡議三大方向，減低乳癌對香港的威脅。
2007年基金會創立了「香港乳癌資料庫」，收集本地乳癌病例數
據，分析患者的人口特性、風險因素、臨床檢查、治療等數據
製作全面的報告，以研究更適合本地的乳癌治療方案及醫療政
策。迄今已有超過27,000名乳癌患者或康復者登記加入資料
庫，是本港最全面及最具代表性的乳癌數據收集及監察系統。

表 0.1　2020年估計全球乳癌年齡標準化病發率 [3]	
國家/地區	年齡標準化病發率 （每十萬名女性）
比利時	113.2
澳洲	96
英國	87.7
丹麥	98.4
美國	90.3
加拿大	82.1
新加坡	77.9
南韓	64.2
日本	76.3
中國	39.1
香港 [4]	73.5
世界	47.8

外界一直以為大部分乳癌是遺傳所引致的，但事實恰恰相反，《香港乳癌資料庫報告》的數據告訴我們，只有一成乳癌患者有直系親屬曾患乳癌，九成以上的乳癌則與遺傳無關，而是牽涉到後天可改變因素。目前已知的高危因素包括：缺乏運動、從未餵哺母乳、超重肥胖、高度精神壓力、膳食含豐富肉類或乳類製品、提早初經、飲酒吸煙等。

為加深女士們預防乳癌的意識，本書的章節按照「十大乳癌高危因素」排列，每章都會深入淺出說明風險源由及預防方法，讓讀者更留意自身生活和起居日常，提防身邊可能會不自覺踏入的乳癌陷阱。

香港是全亞洲乳癌發病率最高的地方之一（如表0.1及表0.2所示）。既然警鐘已經響起，我們如何阻止這個趨勢？深知由遺傳或環境因素引致的乳癌，例如污染、輻射、化學物質

表 0.2　2020 年估計全球乳癌年齡標準化死亡率[5]	
國家/地區	年齡標準化死亡率 （每十萬名女性）
比利時	15.1
澳洲	11.7
英國	14
丹麥	14.9
美國	12.4
加拿大	13.3
新加坡	17.8
南韓	6.4
日本	9.9
中國	10.0
香港[6]	9.0
世界	13.6

年齡標準化比率（age-standardised rate, ASR）

簡單而言，年齡標準化比率是將不同人群的發病率或死亡率調整到相同年齡結構下的指標，從而消除由於年齡結構差異引起的偏誤，以便較準確地比較不同人群之間的數據差異。通常如此計算：首先，將要比較的人群按照某個特定的年齡結構進行分組；其次，將每個年齡組的實際發病數或死亡數除以相應年齡組的標準人口數，得到每個年齡組的年齡特定比率；最後，將這些年齡特定比率進行加權平均，得到年齡標準化比率。

等，此等因素並不容易即時作出改變，但我們倒是可以控制個人生活方式，其中包括改變飲食習慣。只要我們改善生活習慣，有 30% 至 40% 的乳癌風險是可以預防的。[7]

　　要預防乳癌，我們平日應避免久坐、多運動、少吃動物脂肪、不煙不酒、紓減壓力，最重要當然是定期做乳房檢查，以

表0.3　常見十大乳癌高危因素[8]	
常見的十大乳癌高危因素及患者擁有該高危因素的比率（%）	
缺乏運動（每週少於三小時）	77.5
從未餵哺母乳	65.9
過重/肥胖	38.7
高度精神壓力（多於一半時間）	37.0
從未生育/35歲後首次生育	27.2
有乳癌家族史	15.0
膳食含豐富肉類或乳類製品	14.2
提早初經（＜12歲）	14.1
有飲酒習慣	5.3
曾使用荷爾蒙補充療法	3.5

表0.4　香港婦女罹患乳癌的風險因素：病例對照研究結果[9]					
	病發前有的乳癌風險因素	病例組（總人數＝5,102）	對照組（總人數＝5,520）	調整後勝算比	P值
可改變的乳癌風險因素	高度精神壓力（超過一半時間）	40.8%	16.7%	3.40（↑240%）	＜0.001*
	膳食含豐富肉類或乳類製品	15.6%	7.5%	1.80（↑80%）	＜0.001*
	每週運動不足三小時	80.5%	71.6%	1.53（↑53%）	＜0.001*
	肥胖（BMI≧25）	24.1%	16.3%	1.46（↑46%）	＜0.001*
	曾使用避孕藥	30.3%	23.9%	1.37（↑37%）	＜0.001*
	從未餵哺母乳	69.8%	61.2%	1.37（↑37%）	＜0.001*
無法改變的乳癌風險因素	直系親屬曾患乳癌	11.2%	4.0%	2.88（↑188%）	＜0.001*
	提早初經（＜12歲）	16.9%	11.6%	1.35（↑35%）	＜0.001*
	35歲後首次生育	5.2%	2.8%	2.06（↑106%）	＜0.001*

註一：以上結果已包括年齡、更年期狀態、夜間工作、吸煙及飲酒習慣作調整因素。

註二：若P值＜0.05，在統計學上代表有顯著差異。

及早發現潛在的乳房健康問題。早期醫學研究已經證實,定期篩檢可以找出摸不到的乳癌,將發現癌症的期數提早,從而減低死亡率。甚麼是成功的乳癌篩檢?一般來說,每一千人可以發現五至十個乳癌個案。香港乳癌基金會提供乳癌篩檢服務超過十年,據乳健中心的統計數字,一千個沒有症狀的女士進行定期乳房X光造影檢查,平均找出七個乳癌個案,與國際數字相約,體現了乳癌篩檢在香港女士的重要性。2021年9月,政府正式開展了乳癌篩檢的先導計劃,按乳癌風險評估,為合資格婦女提供乳癌檢查服務。基金會期盼計劃能進一步推廣至「全民乳癌篩查」,令更多女士受惠。

事實上,現時連科學家也不能百分之百確定乳癌成因,有不少乳癌病人不煙不酒,亦有間中做運動,但都患上了乳癌。既然如此,透過定期檢查才是良策。在眾多癌症中,乳癌的存活率最高,零至二期的早期乳癌患者,十年整體存活率分別高達九成以上。

隨著香港步入「少子化」、「老齡化」社會,基金會預期乳癌個案會逐步上升。40歲以上的婦女患乳癌的風險會隨年齡而增加,屬高危一族。4、50歲的婦女正值在家庭、事業中有著重要的地位,所以如果能在未有症狀前檢查到乳癌,至少可避免不必要的治療,減少對生命的威脅及家庭的影響,愛己護人。而不少乳癌患者在發病前都是完美主義者,對事業、家庭甚至個人均有很高要求,但經歷乳癌一役,都會放慢生活腳步,重新思考生活與事業的平衡。

　　本書每章間隔頁的畫作和照片便是由一眾乳癌康復者創作，均為基金會於2024年2月舉辦的 "Celebration of Hope" 表達藝術及攝影比賽作品 (每幅作品的詳細描述，可參見本書圖錄)。創作者把自身經歷化作靈感，透過藝術創作表達情感，希望將盼望傳遞給一眾病友和普羅大眾。

　　基金會希望此書可以向一眾女士 —— 包括青少年 —— 傳達預防乳癌的重要性。在細閱本書後，希望您能向身邊的朋友或女兒傳遞關注乳房健康的知識，從小建立健康的生活習慣，定期進行檢查，正如基金會的口號 ——「及早發現，治療關鍵」。

張淑儀、熊維嘉、詹佩華

2024年春

註　釋

1　香港乳癌基金會，《乳房保健指南》(香港乳癌基金會，2013年)。

2　香港癌症資料統計中心，〈香港十大癌症 (女性的新症數目)〉，香港癌症資料統計中心，2024年，https://www3.ha.org.hk/cancereg/tc/top10incidence.html。相關數據於2023年公布。

3　GLOBOCAN 2020, "Breast—Global Cancer Observatory—IARC," Global Cancer Observatory, December, 2020, https://gco.iarc.fr/today/data/factsheets/cancers/20-Breast-fact-sheet.pdf.

4　香港的相關數據為2021年的統計數字，出自香港癌症資料統計中心，〈2021年女性乳腺癌統計數字〉，醫院管理局，2023年10月，https://www3.ha.org.hk/cancereg/pdf/factsheet/2021/breast_2021.pdf。其餘國家及地區的數據出自GLOBOCAN 2020, "Breast—Global Cancer Observatory—IARC"。

5　GLOBOCAN 2020, "Estimated Age-Standardized Incidence and Mortality Rates (World) in 2020, Females, All Ages (Excl. NMSC)," International Agency for Research on Cancer, 2024, https://gco.iarc.fr/today/online-analysis-dual-bars-2?v=2020&mode=cancer&mode_population=regions&population=250&populatio ns=250&key=asr&sex=0&cancer=39&type=0&statistic=5&prevalence=0&populat ion_group=0&ages_group%5B%5D=0&ages_group%5B%5D=17&nb_ items=10&group_cancer=1&include_nmsc=0&include_nmsc_other=1&dual_distri bution=1&population1=250&population2=900&show_values=false&type_multipl e=%257B%2522inc%2522%253Atrue%252C%2522mort%2522%253Atrue%252 C%2522prev%2522%253Afalse%257D&type_sort=0.

6　同註3。

7　World Cancer Research Fund International, *Recommendations and Public Health and Policy Implications* (World Cancer Research Fund International, 2018), https://www.wcrf.org/wp-content/uploads/2021/01/Recommendations.pdf.

8　香港乳癌資料庫，《香港乳癌資料庫第十五號報告》（香港乳癌基金會，2023年）。

9　香港乳癌資料庫，〈香港婦女罹患乳癌的風險因素：病例對照研究〉，《香港乳癌資料庫簡報》，2018年9月，第9期。

先天因素

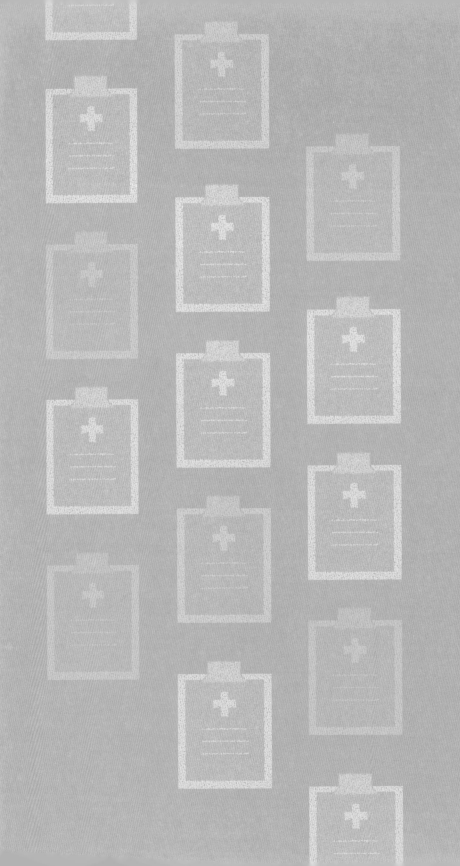

遺傳因素雖然只佔乳癌個案百分之五至十，但
若家族成員帶有某些基因突變（如BRCA1或
BRCA2），患乳癌的機會會較高。

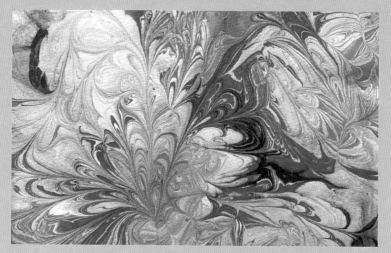

《浮水畫看人生》

01

家族乳癌病史

✚ 乳癌都是家族遺傳嗎？

患上乳癌是否等於家族遺傳？不是。根據《香港乳癌資料庫第十五號報告》數據顯示，只有約一成患者有直系親屬曾患乳癌，另有百分之四是表親曾患過，而近八成四人並無家族史。

乳癌成因大部分與家族遺傳無關，縱然有很強家族史的病人，其病發均可能由其他成因引起，例如因為家庭成員在同一環境中生活及成長，他們會有類似的生活模式和飲食習慣，或者一些未明因素。

統計數字顯示，這類具有強家族史背景的病人，當中不足一成是遺傳基因有問題（如有 BRCA1 或 BRCA2 兩種負責抑制腫瘤的基因突變）而患上乳癌。一名 30 多歲外藉女士，她媽媽、阿姨和姐姐三人都先後確診乳癌，擁有很強的家族史背景。這位四孩之母終日惶恐會出事，於是前來找筆者尋求專業意見。她和姐姐都驗過血，亦查出沒有遺傳基因突變，換言之其乳癌風險其實與一般人無異。

筆者醫治過不少乳癌病人，她們不煙不酒，亦間中有做運動，但都患上了乳癌。現今不少女性因照顧家人或工作繁重，要承受很大的精神壓力，這些因素都會影響細胞健康，產生炎症變化，從而產生癌變。另外，多肉少菜的飲食習慣、久坐缺乏運動，以及其所引致的超重和肥胖問題，這些都是乳癌風險因素之一。雖然過重和乳癌相關，但並不是因果關係，為安全起見，建議維持健康體重以降低患乳癌風險。

本港女性遲婚及獨身的比率亦較十年前上升，適婚年齡婦女生育和餵哺母乳的比率大大減低。要知道，生育和餵哺母乳會對乳房細胞有保護作用，有助防止乳癌。這些都是香港新確診乳癌宗數持續上升的原因。

要預防乳癌，我們生活上應多運動以紓減壓力、少吃動物脂肪、不煙不酒，並定期做乳房檢查。能夠及早發現，才是治療關鍵。

誰要接受遺傳性乳癌基因測試？

一般來說，醫生不會隨便鼓勵婦女去做乳癌基因測試。如果有較多直系親屬罹患乳癌，或這些親屬在50歲前患上乳癌，或兩邊乳房都出現乳癌，有關婦女罹患乳癌的風險則更高。當家族史已有三位成員患上乳癌或卵巢癌，又或者有男性患乳癌，便算是強家族史，醫生才會建議確診乳癌的患者進行遺傳基因測試。如果找到有遺傳基因突變，其他健康成員才需要檢測。

我們每個人身上都帶有BRCA1和BRCA2兩組基因，其對乳房及卵巢病變有抑制作用，倘若BRCA1或BRCA2出現基因突變而失去這種抵禦能力，患癌風險便會增加。醫學界發現指帶有BRCA1或BRCA2這兩種遺傳基因改變的人士，患乳癌及卵巢癌機會較高，其中有BRCA1的，則有八成機會患乳癌，五

成機會患卵巢癌。有BRCA2者，更可遺傳至男性，即媽媽有事，有機會會遺傳到兒子身上，當然女性高危些，約五成機會患乳癌，三成機會患卵巢癌。就算家裏患乳癌者檢測到有BRCA1/2改變，家族成員亦有一半人不會遺傳到壞基因。

著名美國荷里活影星安祖蓮娜·祖莉 (Angelina Jolie) 於2013年切除雙乳，以降低患乳癌的風險。她曾對傳媒說，這件事完全沒有讓她感到作為一個女人缺少了甚麼，反而令她變得內心更強大。安祖蓮娜·祖莉遺傳了母親的BRCA1變異基因，自覺罹患乳癌及卵巢癌的機會相當高，才作出這果敢的決定。之後，她更接受了卵巢和輸卵管切除手術。

同樣，美國前白宮新聞秘書凱萊·麥肯奈妮 (Kayleigh McEnany) 也分享早年她做了預防性切除乳房手術。據悉，她被診斷患有遺傳性BRCA2變異基因，使她們家族女性罹患乳癌的風險機率超過五成。

醫學發現，除了BRCA1和BRCA2遺傳基因之外，其他基因突變如ATM、PALB2、PTEN、CHEK2、CDH1、STK11、TP53等，亦會提高患上乳癌的風險。這些遺傳基因突變，除了影響乳癌風險之外，亦會影響患上其他癌症風險，如胰臟癌、胃癌及男性前列腺癌。

如果證實有遺傳基因，可及早採取預防方法。目前在醫學上，除了切除兩邊乳房是最直接的方法，亦可考慮服食預防性藥物和頻密地檢查監察。

📋 給乳癌患者下一代的健康須知

筆者接觸過部分乳癌病人，她們除了關心自身的抗癌路，也擔心會否將病遺傳給下一代，不時問「我的女兒在哪個年紀要開始乳房超聲波檢查？」、「下一代有多少機率會患上乳癌？」之類問題。

有家族史的乳癌病人，其患乳癌的風險機率，除了看個人因素，也要看家屬患病年紀，例如若果其婆婆80或90歲才患上乳癌，那遺傳的風險並不高。然而若患乳癌或卵巢癌的直系親屬數目多，家屬患乳癌的年紀小（一般指50歲以下），那遺傳風險便高了。醫學界發現，約有5至10%的乳癌個案可能和遺傳有關，最常見的是BRCA1或BRCA2基因突變，這些情況和乳癌、卵巢癌都有密切關係。

筆者建議根據在家屬確診乳癌的年紀減十歲，便要開始做定期檢查。例如家人是40歲確診乳癌的話，其女兒便應提早在30歲開始做乳房X光造影檢查。檢查三部曲包括：自我檢查、醫護人員檢查及X光造影。

至於非高危群組的女士應從20歲開始每月做自我檢查；40歲或以上則每兩年找專業醫護人員觀察及觸檢，能更有效識別毛病，同時每兩年做乳房X光造影檢查。但若果屬於高危群組，應每年做一次。

有曾三次患上乳癌、確認是遺傳基因病變的病人曾問，她的女兒應否同做基因測試呢？的確，乳癌患者有機會遺傳給子

女，但若孩子太小仍未發育，就不必做基因測試，待孩子18歲，即其乳腺成形後，才考慮是否做基因測試。一般而言，醫生會建議已確診乳癌患者進行遺傳基因測試，如果找到有遺傳基因突變，其他健康成員才需要檢測。

　　無論家族成員是否患上乳癌，女士們應定期做乳房檢查。若家族有乳癌史，就更應提高警覺，提早進行乳檢，及早發現病變是有效醫治乳癌的關鍵。

乳房鈣化點是否等於乳癌？

　　有女士在做完乳房X光造影檢查後，顯得憂心忡忡。她被告知有「小白點」——可能是乳房鈣化點。她知道鈣化點和乳癌有關，就擔心得不得了。其實有鈣化點並不直接等於確診乳癌，鈣化點可分為良性及惡性，而要辨明屬哪一種，就要請教專科醫生，有懷疑便需要抽組織以確定它的性質。

　　微鈣化點是指乳房內乳腺管有癌細胞出現，當細胞失控地生長及在異常速度下死亡後，細胞就會出現鈣化。由癌症產生的微鈣化點是呈密集及不規則的樹枝狀；至於良性的微鈣化點會包括乳房內的水囊或水泡，其形狀會比較粗、呈圓點及散開。良性鈣化點是不會變成惡性，只要定期跟進便無大礙。

　　乳房鈣化點是乳癌的其中一種臨床表現，換句話說，有鈣化點不等於有乳癌，乳癌患者也不一定會出現鈣化點。良性的

乳房鈣化其實很普遍，例如纖維腺瘤退化後產生鈣化，水囊沉澱物乾涸，或是乳腺手術後，乳房組織壞死而鈣化等等。坊間誤以為鈣化點與日常生活所攝取的鈣質有關，這根本不成立，身體吸收高鈣食品是不會引發更多乳房鈣化點出現的。

曾有病人覺得乳房觸感有一些地方「實」了，於是前來檢查，乳房超聲波檢查「實」的部位，有一厘米的輕微黑影，接著安排乳房X光，發現有五乘六厘米面積的不規則鈣化點，是早期乳癌的病徵。早期意思是指乳腺管內有癌細胞出現、壞死產生鈣化點，但還未形成腫瘤，所以雖然癌變範圍大，但亦觸摸不到，超聲波亦未能偵測得到整個範圍。

乳房X光造影檢查能有效偵測到肉眼看不見或手摸不到的乳房異常現象，找出無法由超聲波檢測到的癌症症狀，例如偵測到還未成腫瘤的微細鈣化點或乳腺管的紋路變化。乳房密度高的女性和未收經的女性可以超聲波配合乳房X光造影檢查，令診斷更加準確。

乳房纖維腺瘤會變成乳癌嗎？

乳癌是女性的頭號癌症，因此女性們如果摸到乳房有硬塊，直覺會擔心自己是否已「中招」。然而，乳房的疾病有不同類型，不一定所有都是惡性，也有機會是良性，當中最普遍是纖維腺瘤或水瘤，兩者一般而言不會增加患上乳癌的風險。

　　乳房纖維腺瘤(fibroadenoma)是一種常見的良性乳房腫瘤，它最常出現於正值生育年齡的女士，特別是30歲以下。大部分的患者並沒有任何症狀，很多個案都是在自我檢查時發現的。其真正成因未明，一般認為與荷爾蒙失衡有關，以致乳房內的纖維組織增生，形成結實的腫塊。女士在懷孕和哺乳期間，纖維腺瘤是有機會變大的。

　　乳房纖維腺瘤並不會發生癌變或惡化，其生長速度因人而異：有些即使在沒有治療的情況下也會隨著時間自動縮小；有些則會持續變大。論觸感，乳房纖維腺瘤摸下去較為圓滑、可移動、邊緣清晰，並不會固定在一個地方。當然只靠觸感並不能準確分別良性或惡性硬塊。女士們如果摸到乳房有硬塊，千萬不要過度驚慌，也不能掉以輕心，因為有些乳房硬塊隨時與乳癌有關，因此應儘早求醫；作出正確診斷。

　　《香港乳癌資料庫第十五號報告》發現，[1]若婦女曾患有某些種類的良性乳房疾病，其患上乳癌的風險亦會有所增加，其中包括乳頭狀瘤病、非典型導管增生和葉狀增生等。而纖維乳腺瘤一般而言不會增加患上乳癌的風險。

　　由於乳房纖維瘤並不被視為惡性疾病，因此並沒有特定的治療方案。醫生會建議患者定期進行乳房檢查及影像掃描，以確保乳房纖維腺瘤並沒有任何變化或增大。萬一乳房纖維腺瘤的體積逐漸變大，又或持續出現痛楚，醫生可能會建議進行手術將之切除，而細小的纖維瘤則可考慮用微創針清除。

註 釋

1　Wen-Bin Zhou, Dan-Qing Xue, Xiao-An Liu, Qiang Ding, and Shui Wang, "The Influence of Family History and Histological Stratification on Breast Cancer Risk in Women with Benign Breast Disease: A Meta-Analysis," *Journal of Cancer Research and Clinical Oncology* 137 (2011): 1053–1060。轉引自香港乳癌資料庫,《香港乳癌資料庫第十五號報告》。

後天因素

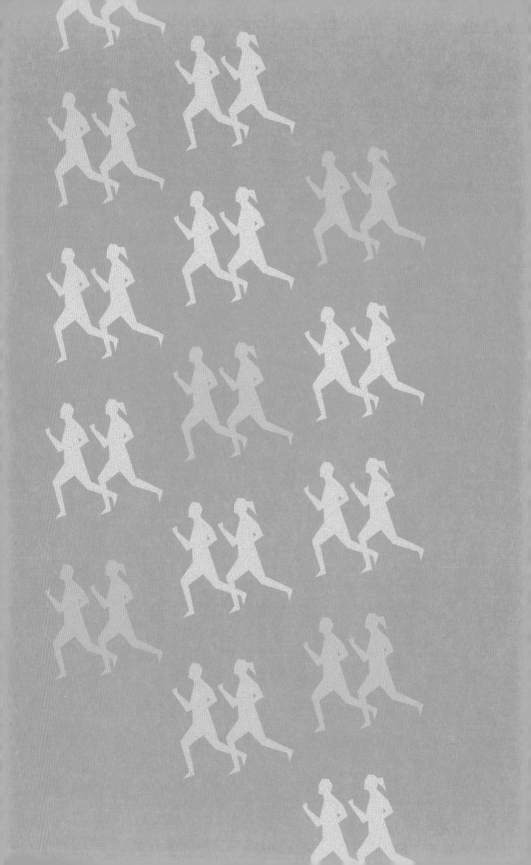

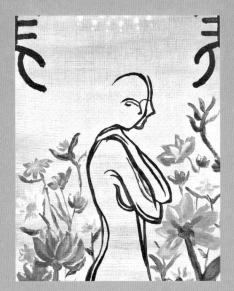

《亻‧半》

八、九成的乳癌個案與後天環境因素有關，每週做少於三小時運動的女性患乳癌風險最高，運動影響女性雌激素的含量，保持健康體重，建立健康生活習慣，多運動避免久坐可預防乳癌。

02

缺乏運動

運動是防乳癌不二法門

10月份是國際乳癌關注月，希望喚起大眾關注乳癌帶來的威脅，知道乳房健康的重要。香港乳癌基金會於每年10月舉辦「乳健同行」步行籌款活動，除了鼓勵大家建立運動習慣，踢走乳癌高風險因素，還透過籌款幫助乳癌患者。

乳癌是香港婦女最常見的癌症，目前香港每天有超過15名女士新增確診乳癌，情況值得大眾關注。

《香港乳癌資料庫第十五號報告》收集分析超過19,000名於2006年至2018年確診乳癌患者的資料，當中77.5%人士缺乏運動，即每週少於三小時，位列乳癌風險因素首位，所以要預防乳癌及減低復發風險，做運動是非常重要的！

運動尤其可以幫助收經後婦女預防患上乳癌。收經後婦女的人體脂肪增加時，乳癌風險也相繼增加，所以婦女應限制熱量攝取並經常做運動，以保持健康體重和人體脂肪水平。香港乳癌基金會建議，每個星期運動三小時以上有助減低收經後婦女及育齡女性患上乳癌的風險。而根據美國國立衛生研究院的研究報告，每週健行1.25至2.5小時能減低乳癌風險18%。[1]

很多醫學研究指出，由於雌激素儲存在脂肪細胞，所以運動可以減少體內的脂肪量，從而減低血管中的雌激素，並降低患乳癌風險。除此以外，運動還可降低患上骨質疏鬆的風險，增強心肺功能及肌肉力量。帶氧運動亦會釋放安多酚（endorphin），有助提升快樂情緒和增強自信。

乳癌康復者亦應保持運動習慣，不妨以負重運動和帶氧運動為主，強化身體機能及增強抵抗力。太極、瑜伽、普拉提、急步行、跳繩、行山等運動，均可提升平衡力、強化下肢、協調四肢和柔軟度。乳癌基金會定期舉辦瑜伽和普拉提課程，有興趣人士不妨參加。

🏃 要防癌走路總比久坐好

不同醫學研究顯示，如果一個人久坐，會比經常運動的人士較易誘發癌症、心臟病等疾病。要降低乳癌風險，每天最好走路一小時。

說實話，上班族能站起來動一動的機會並不多，通常一坐就是一整天，回到家也是懶在沙發上，滑手機或看電視，這樣就過了一天。根據美國癌症協會於 2018 年的研究顯示，如果你每天坐六個小時或更長的時間，那麼提早死亡的風險將比每天坐少於三個小時的人增加 19%，有關研究刊登在《美國流行病學期刊》（*American Journal of Epidemiology*）。[2]

該研究指出，每天坐著超過六小時以上，會提高多種疾病的致命風險，常見疾病包括：癌症、心臟病、中風、糖尿病、消化系統疾病、肌肉骨骼疾病等。所以每隔不久，我們要站起來活動一下，或者將部分坐著的時間改成輕度運動，對身體也會有正面作用。

大家不妨在午餐或晚餐後，甚至在下午喝咖啡休息的時候，多走一小段路、散散步。如果平常乘坐公共交通工具通勤，也可提早一站下車，再步行至目的地。

美國癌症協會於2013年研究指，[3] 更年期婦女每天走一小時的路，可以大幅度減少患乳癌的風險。那些每星期至少走路七小時以上的婦女，和那些每週只走三小時或以下的婦女相比，前者患乳癌的比率下降了14%。

更年期的女性很常會因為雌激素分泌減少，開始出現高血壓、容易變胖的問題，乳癌風險也隨著年紀增長而上升，因此積極運動可減少體內的脂肪量，從而減低血管中的雌激素，降低患乳癌風險。一天一小時的健走更可同時增強心肺功能及肌肉力量。

香港衛生署鼓勵市民，將日行步數的目標逐漸提升至一萬步。就算未能達標，多步行總比坐著好。

肌力訓練的重要性

談起運動，一般人都會聯想起慢跑、游水、踏單車等運動。這些屬於帶氧運動，運動強度屬低至中等程度，通常持續五分鐘以上。在過程中，身體會依靠氧氣代謝來燃燒脂肪、消耗熱量，並且可以增強心肺功能及耐力。然而，有研究顯示，由30歲開始，人類的肌肉每年會流失最多3至5%，終其一生

更可能流失30%的肌肉量。故此單做帶氧運動未必足夠,大家同時應進行針對肌肉量的肌力訓練。

《英國醫學期刊》(*British Medical Journal*) 刊登一份為期17年的研究,[4]收集近48萬名18歲以上美國成年人的健康資料,發現當中定期進行帶氧運動及肌力訓練的人,死於八種最常見致死原因(如意外及傷害、心血管疾病、癌症、慢性下呼吸道疾病、流感、肺炎等)的風險大幅降低40%,遠比只做帶氧運動或只做肌力訓練有效。

所謂肌力訓練,即透過肌肉對抗外在阻力來鍛鍊肌肉,當中也包括重量訓練。很多人對重量訓練有既定印象,認為只有在健身室舉起重甸甸的啞鈴才算訓練肌肉;但其實近年也流行徒手訓練,也就是利用自身體重去為肌肉製造阻力。

其中一個最簡單的肌力訓練動作為掌上壓。首先,雙臂分開,腰部挺直,以腳尖支撐身體。然後下降身體至貼近地面,身體再向上推。掌上壓可以強化三頭肌(上臂的後側)、胸肌、膊頭肌肉,以及腹肌。另一動作是深蹲,首先挺胸站直,雙腳與肩同寬,腳尖稍微向外,然後好像坐「無影櫈」般,臀部下沉並向後坐,直至大腿與地面成90度角。練習深蹲可以鍛鍊股四頭肌、臀大肌,並且強化核心肌群(core muscles)。大家不妨試試!

🏃 早上運動降乳癌風險

眾所周知,運動對身體好,也能降低患癌風險。有研究指出,原來選對運動時間,防癌效果會更佳。

根據2020年9月刊登在《國際癌症期刊》(*International Journal of Cancer*)發現,[5] 早上運動可以降低罹患乳癌和前列腺癌的風險,原因是與褪黑激素 (melatonin) 有莫大關係,它是一種由大腦自然分泌的荷爾蒙,扮演調控生理時鐘的重要角色,有助穩定情緒、幫助睡眠或調整時差。

褪黑激素也可以抑制皮質醇 (一種腎上腺分泌的荷爾蒙),並有抗癌、抗氧化的特性。人體的褪黑激素會隨24小時週期性變化,夜間升高、白天降低。研究顯示,人體褪黑激素血中濃度在凌晨2至3時最高,為白天的五至十倍,早上天亮後降低,至晚上8時又開始分泌。

如果我們夜間做運動,會延遲褪黑激素節律在夜間的分泌,導致褪黑激素產生的時間縮短,其濃度也降低。因此在早上8時至10時之間的運動,比起晚上7時至10時運動,身體更能有抗癌的保護力。

然而,都市人生活節奏急速,根本連運動時間都沒有,更談不上選擇時間做運動。筆者認為,只要大家肯運動,哪怕是在下午或飯後運動,總比不運動好。要知道運動能減少肥胖,有利於控制血糖和血脂,增強心臟功能。

康文署於2021年進行的「全港社區體質調查」發現，[6] 超過一半香港市民的體能活動量仍然不足，53.8%的成年人未達世界衞生組織（世衞；World Health Organization, WHO）要求的每星期累積至少150分鐘中等或以上強度之體能活動的指標。

如果真的缺乏時間，只能在晚上做運動，那就選擇做一般康樂性質或伸展運動，避免進行高強度劇烈運動，以免影響睡眠質素。

帶氧運動怎樣做才有效？

醫學研究指出，缺乏運動是導致乳癌的原因之一。運動有助控制體重及脂肪量，不但減低罹患乳癌及復發的風險，更能紓緩癌症患者在化療期間的副作用及提升治癒率。不論你是運動新手或乳癌康復者，筆者建議從帶氧運動開始，配合伸展運動，喚醒肌肉記憶！

顧名思義，帶氧運動（aerobic exercise）就是在運動過程中需要依靠氧氣代謝來燃燒脂肪、消耗熱量的運動。帶氧運動一般是較溫和的中低強度的運動，例如散步、慢跑、游泳、健康舞、太極、踏單車等。在運動過程中，由於運動強度較小，所需能量的要求也較低，而且不需要在短時間內快速提供，所以能讓身體輕鬆地吸入足夠的氧氣，供給運動的肌肉。

一般而言，在進行帶氧運動時，心跳需達到最大心跳率的65%至85%的區間、持續至少20分鐘，才算是有效的有氧健

身。最大心跳率簡易公式等於：「220－年齡」，運動時可以利用運動裝置來測量自己的心跳率是否有達到標準，或者檢視自己是否維持在心跳較快、微喘，但仍可以說話的狀態，並依身體的適應狀況調整運動的強度。

一名乳癌康復者在完成乳房切除手術及化療後一年，仍然覺得身體疲倦，即使在家中做家務，或上樓梯後仍感到有氣喘、心跳不自覺地會加快。經過心臟病科醫生診斷，認為其心臟運作良好，只是由於化療期間身體很久沒有活動，建議多做運動重新啟動「引擎」。結果一個月後，她身體及精神狀態回復不俗，究其原因，是每週三至四天跑步所致，這證明了運動的神奇之處。

各位女士或乳癌康復者不妨從慢跑開始，待身體適應過來才將跑步的速度逐步提升，強化心肺機能。

如何建立恆常運動習慣？

很多女性對於做運動總是三分鐘熱度，雖然知道運動能預防及減低乳癌復發風險，但總是知易行難。

每個人都有惰性，要持之以恆做運動是一項艱巨的任務。但我們不妨在日常生活中做多點運動，以急步行開始，一點一滴累積運動的時間。例如，在跑步機上急步行，同時間看電視；上下班時提早下車，急步往返工作地點；等待小孩子從興趣班下課期間，在公園急步行等等。只要我們改變思維：將運

動安排在日程表中，而不是等待有空才做運動，不知不覺間你會發現自己多做了運動。

另外，強化肌肉和骨骼的體能活動也非常重要，我們可以在家裏準備啞鈴、橡筋帶，甚或日常生活中可接觸的日用品，如水樽等用作重物提舉，以鍛鍊肌肉。

有人會疑惑是不是要每天一次做至少30分鐘運動，才能達致健康的效果？其實不然。你可以每天分三個時段，而每次做10分鐘帶氧運動，例如在早餐、午膳和晚飯後出外急步行，對身體也是有益的。其實，我們做運動可以是有計劃的，例如上健身課；也可以是即興的，例如走樓梯取代坐升降機。

做運動最重要是享受當中的樂趣，大家不妨約三五知己聯誼時，選擇行山遠足，而不是聚餐。大夥兒一同做運動，互相扶持和鼓勵，更容易建立恆常運動的習慣。

有註冊物理治療師指出，如選擇中等強度運動，如走樓梯、急步行、遠足，每星期應進行最少150分鐘(2.5小時)；如選擇劇烈的體能運動，如競走、緩步跑或跑步、爬山、跳繩等，每星期應進行最少75分鐘(1.25小時)。[7]大家可循序漸進地增加進行體能活動的時間，活動時間越多，為健康帶來的好處也越大。

註 釋

1　Anne McTiernan, Charles Kooperberg, Emily White, Sara Wilcox, Ralph Coates, Lucile L. Adams-Campbell, Nancy Woods, and Judith Ockene, "Recreational Physical Activity and the Risk of Breast Cancer in Postmenopausal Women: The Women's Health Initiative Cohort Study," *Journal of the American Medical Association* 290, no. 10 (2003): 1331–1336.

2　ACS Medical & Health Content Team, "Sitting Time Linked to Higher Risk of Death from All Causes," American Cancer Society, June 29, 2018, https://www.cancer.org/research/acs-research-news/sitting-time-linked-to-higher-risk-of-death-from-all-causes.html.

3　Janet S. Hildebrand, Susan M. Gapstur, Peter T. Campbell, Mia M. Gaudet, and Alpa V. Patel, "Recreational Physical Activity and Leisure-Time Sitting in Relation to Postmenopausal Breast Cancer Risk," *Cancer Epidemiology, Biomarkers & Prevention* 22, no. 10 (2013): 1906–1912.

4　Min Zhao, Sreenivas P. Veeranki, Costan G. Magnussen, and Bo Xi, "Recommended Physical Activity and All Cause and Cause Specific Mortality in US Adults: Prospective Cohort Study," *British Medical Journal* 370 (2020): 1–10.

5　Jacob Weitzer, Gemma Castaño-Vinyals, Nuria Aragonés, Inés Gómez-Acebo, Marcela Guevara, Pilar Amiano, Vicente Martín, et al., "Effect of Time of Day of Recreational and Household Physical Activity on Prostate and Breast Cancer Risk (MCC—Spain Study)," *International Journal of Cancer* 148, no. 6 (2021): 1360–1371.

6　香港特別行政區政府新聞公報，〈「全港社區體質調查」結果公布（附圖／短片）〉，政府新聞處，2023年6月16日，https://www.info.gov.hk/gia/general/202306/16/P2023061600248.htm。

7　參考香港特別行政區政府衛生署衛生防護中心，〈開展運動之旅〉，衛生署衛生防護中心，2019年，https://www.chp.gov.hk/tc/resources/e_health_topics/12561.html。

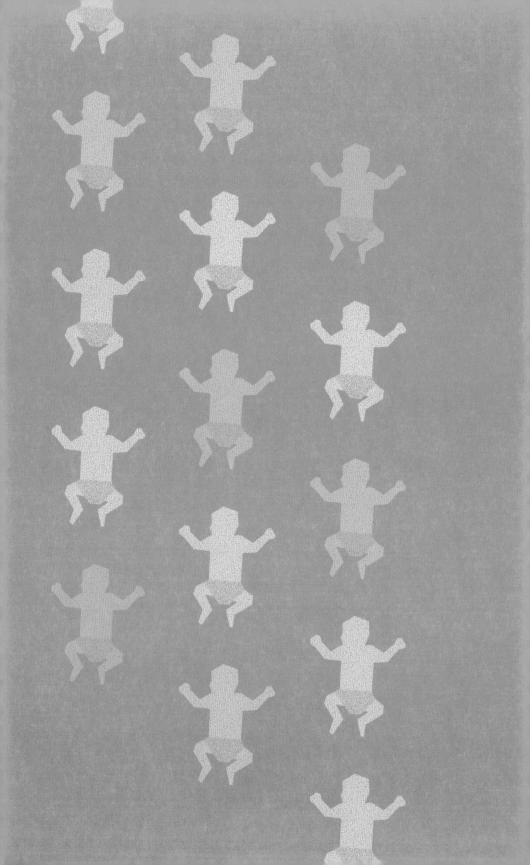

餵哺母乳會令乳房產生抑制乳癌因子，減低乳房
細胞癌變的機會，因此早生育、餵哺母乳時間越
長，有助降低患乳癌風險。

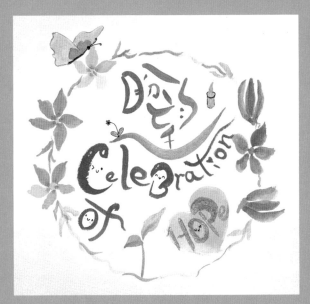

《盼望》

03

從未餵哺母乳
或晚生育

餵哺母乳降乳癌風險

一名近50歲的乳癌患者在確診後，檢視「乳癌十大高危因素」，無奈地說：「醫生，我可以多做運動、改變飲食習慣，但生育和餵哺母乳，我改變不了！」這名患者早在36歲生下第一胎，當時並沒有餵哺母乳，如今她有點後悔，因為原來餵哺母乳可預防乳癌。

近年社會鼓勵以母乳餵哺嬰兒，除了令小孩健康外，媽媽亦可減低罹患乳癌風險，又可加強母子親密關係。女性體內有兩種女性荷爾蒙：雌激素及黃體酮，而在懷孕期間，黃體酮的上升會平衡雌激素對身體的影響，所以我們經常說曾懷孕、早懷孕的女性會較少機會患上乳癌。

女性懷孕時，乳房的細胞在病理學上會產生變化，乳腺組織加速發育，為餵哺母乳作準備；在孩子出生後，女性的乳房會分泌母乳。整個過程中，乳房由第一階段至第四階段發展成熟的細胞，令乳房相對穩定，不易受外界刺激影響並產生癌變。同時，餵哺母乳可幫助子宮收縮，減少產後大量出血和貧血的情況。

根據《香港乳癌資料庫第十五號報告》顯示，近六成六受訪患者從未餵哺母乳，位列乳癌十大高危因素第二位，僅次於缺乏運動。

外國的研究顯示，婦女持續餵母乳12個月，患乳癌風險減低百分之三至四。當餵哺時間越長或餵哺子女的數目越多，這比率會不斷上升。

　　相比其他國家或地區，多年來香港媽媽以母乳餵哺的比率一直偏低。根據母嬰健康院調查顯示，2020年出生的嬰兒以全母乳餵哺至6個月大的比率只有22.2%，較2018年下跌4%。疑受新冠疫情影響，母乳餵哺率持續下跌。

　　雖然新手媽媽餵哺母乳過程面對一定困難，但為寶寶和自己健康著想，堅持以母乳餵哺，回報是無價的。

母乳餵哺產生抑制乳癌因子

　　到底為何餵哺母乳能防乳癌？從病理學層面來説，女性在餵哺母乳時，同時分泌乳腺衍生生長抑制因子（mammary-derived growth inhibitor, MDGI），能抑制癌細胞生長。

　　女性一生中乳房的變化大致分四個階段：女孩未發育時，乳蕊處於靜態期，乳腺管還未長大，是乳房第一階段。在十多歲青春期，乳房開始發育變大，連接乳頭的乳腺管發育，這是乳房第二階段。及至懷孕期，乳腺管增大，乳小葉發育，乳房進入第三期階段變化。直至產後哺乳期，乳房發展至第四階段，乳小葉內開始製造母乳，並集中在數個如葡萄串的乳腺中，再經乳管從乳頭分泌出乳汁。

　　當女孩步入青春期，乳腺小葉細胞（lobule）由第一型號進入第二型號（type 1 to type 2 cells）。這個階段的乳房細胞相對不穩定。但當女性懷孕時，乳腺小葉組織相對出現顯著變化，能

在顯微鏡上看到，而乳腺小葉細胞由第二型發展到第三型號
（type 2 to type 3 cells）。及至餵哺母乳，乳腺小葉細胞進入第四
型號（type 4 cells），為成熟的細胞；這時乳房組織相對穩定，不
易受外界刺激影響，不易產生癌變。有研究發現，[1] 乳腺小葉第
四型號細胞會分泌最多的乳腺衍生生長抑制因子，能抑制癌細
胞生長，即使收經仍有助減低乳癌的威脅。因此產後持續餵哺
母乳六個月以上，便可減低罹患乳癌的風險。

表3.1　乳房發育的四個階段	
幼年期	無發育
青春期	乳腺管發育
懷孕期	腺管增大，小葉發育
哺乳期	乳汁分泌

表3.2　乳房由幼年至哺乳期間乳腺葉的變化	
第一型號	初經前的乳腺小葉細胞
第二型號	青春期間：每個乳腺小葉有較多的導管結構
第三型號	懷孕期間：平均每個乳腺小葉有80個導管
第四型號	哺乳期間：分泌最多乳腺衍生生長抑制因子，能抑制癌細胞生長

另外，世界癌症研究基金會指：「餵哺母乳會減低母體內
和癌症有關的荷爾蒙水平。同時，餵哺母乳後，身體會把乳房
內遺傳基因受到破壞的細胞清除，這都減低母親日後患上乳癌
風險的因素」。[2]

希望各位新手媽媽，能透過一生中難得的機會餵哺母乳，
預防乳癌。

🐾 乳腺閉塞有可能導致乳癌嗎？

　　隨著科技進步，坊間推出的美容療程五花八門，曾聽聞有美容院推出按摩護理乳房療程，聲稱可疏通乳腺，有排毒豐胸作用，甚至可預防乳癌。這種說法完全沒有根據，因為乳癌的出現，是乳腺之間的細胞發生病變而形成癌腫，與乳腺閉塞並無關係。

　　乳房與生俱來的功能是哺乳，乳腺閉塞通常發生在產後的婦女身上。當乳房部分的乳汁未能有效地排出，以致一條或多條輸乳管被黏稠的乳汁堵塞時，便會發生乳腺管阻塞。媽媽會感覺到乳房有粒狀物或硬塊，卻不一定會感到痛楚，皮膚表面可能會泛紅，但不會有明顯發燒。

　　哺乳中的媽媽若未能儘早處理乳腺管阻塞，有可能發展至乳腺炎。這時除了有疼痛、皮膚發紅外，乳腺炎患者會有發燒及疲憊的感覺。所以，若乳管阻塞的情況在24小時後仍未改善，或症狀越趨嚴重，便應儘快向醫護人員徵詢意見。

　　事實上，有時不太容易分辨輕微的乳腺炎或嚴重的乳腺管阻塞。筆者曾經醫治一些懷孕或產後的乳癌病人，她們不約而同地說，以為自己摸到的腫塊只是乳腺管阻塞，幸好在超聲波及抽針檢查後及早發現乳癌。

　　筆者處理的病人中，有一名30多歲剛生產的媽媽，退奶期間突然摸到右胸某處有個硬塊但無疼痛感，以為是乳腺阻塞就沒有理會，沒想到兩至三個月後硬塊慢慢變大，認為不對勁到

醫院檢查，最後證實患上乳癌第二期。為了才剛滿一歲的女兒，她接受化療縮小腫瘤，然後進行乳房切除手術。

懷孕、產後婦女摸到乳房硬塊時，常誤以為是乳腺阻塞所造成，因此錯失最佳治療時機。一般來說，哺乳、乳汁排空後，胸部應呈鬆軟狀，如果哺乳完後乳房仍持續有腫脹感，或隨著哺乳次數減少，硬塊卻持續變大，建議找醫生進行檢查。

沒有生育或晚生育患乳癌風險增

聯合國人口基金會 (United Nations Population Fund) 發布 2023 年世界人口狀況，[3] 香港女性生育率之低位列全球第一！香港女性一生平均只生育 0.8 名子女，低於韓國、新加坡、澳門等地。隨著社會「少子化」、「老齡化」，很多女士拒絕生育或推遲生育大計，35 歲後才首次生育的女性已被認為高齡產婦，罹患乳癌風險也較早生育的婦女高。

根據 2018 年《香港乳癌資料庫簡報》的病例對照研究結果指出，[4] 沒有生育的更年期後婦女的乳癌風險，相比在 35 歲或以前首次生育的婦女增加了 38%。

綜觀我們較年長一輩，大多早婚及早生，一個接一個生孩子，且每生一個也會餵哺母乳。舉例說，筆者的同輩朋友一般有三、四個兄弟姊妹，換言之他們的媽媽在懷孕、產後哺乳、再接著懷孕、再哺乳，前前後後也經歷十多年。懷孕時女性的

卵巢會分泌大量孕激素，能夠幫助改善乳腺增生，加強乳腺細胞的抗基因突變能力。

乳癌自 1994 年起已是香港婦女最常患上的癌症。根據《香港乳癌資料庫第十五號報告》，沒有生育或 35 歲後首次生育的受訪患者的比率達 27.2%，同時有六成六的患者從未有餵哺母乳。沒有生育或晚生育在十大乳癌高危因素中因而排列第五。

隨著時代進步，女性地位日漸提高，晚婚、遲生育，甚至不生育的女性比比皆是。這樣隨著卵巢每個月排卵和分泌雌激素，她們一生中受雌激素的影響時間及程度都會增加，從而增加罹患乳癌的風險。相反，有生育經驗和較早生育第一胎的女性都會有較低的乳癌風險。研究顯示，產後餵哺母乳會減低母體內和癌症有關的荷爾蒙水平，這都減低母親日後患上乳癌的風險。

姑置勿論，無論是晚生育還是早生育並餵哺母乳的女性，隨著環境飲食習慣變得西化，女性在 40 歲後應定期進行乳房檢查，達致「及早發現，治療關鍵」。

🏃 人工受孕或增乳癌風險？

隨著香港女性教育水平提高，很多女士的人生目標不再只是家庭，她們希望擁有自己的事業、經濟能力，因此遲婚、遲生育比比皆是。畢竟，現今人工受孕技術越趨進步，超過 40 歲

的女性仍有機會生育。然而，醫療技術成功率高的背後，難道沒有任何風險嗎？

根據政府統計處統計數字，[5] 20至24歲的女性，其生育率在過去30年減少了77%，而40至44歲的女性的生育率則上升了91%。其實，女性在踏入35歲後，不僅自然受孕機會變小，自然流產率也大幅增加；進入40歲，卵巢功能衰退，受孕機會進一步下降，若要生育多會依賴人工受孕。

在進行人工受孕期間，大量雌激素會注入體內，令女性荷爾蒙升高，刺激卵子排放，令更多卵子可儲存作體外受孕。當卵子受精後再放回母體時，又會注射大量雌激素，令胚胎較易於子宮內膜生長。乳癌其中一個成因是人體受過多雌激素影響，因此探討不停注射雌激素會否更容易患上乳癌已成為科研課題。

根據《香港乳癌資料庫第十五號報告》的數據顯示，本港乳癌個案中，有超過七成半是雌激素受體呈陽性影響，與西方國家看齊。

筆者有一位病人，她曾於數年內進行多次人工受孕，其後患上乳癌，令人懷疑兩者的關係。其實，注射雌激素和刺激排卵一般來說都屬短暫過程，相反女性面對乳癌的高危因素多與不良生活習慣有關，例如每週運動不足三小時、肥胖、高度精神壓力等。

有荷蘭研究追蹤了約25,000名接受生育治療計劃的女性，[6] 發現接受體外受精 (in vitro fertilisation, IVF) 這種人工受孕方法

的女性，並未有增加患上乳癌的風險，即使在生育治療多年後也是如此。無論如何，接受人工受孕的女性不妨多留意乳房的變化和定期乳房檢查，如有問題應諮詢醫生的意見。

註 釋

1   Jose Russo, and Irma H. Russo, *Molecular Basis of Breast Cancer: Prevention and Treatment* (Springer Science & Business Media, 2004).

2   世界癌症研究基金會、衛生署家庭健康服務，《癌症預防從母乳餵哺開始》（世界癌症研究基金會〔香港〕，2010年），https://www1.cgmh.org.tw/jhcc/ad/prevent2/癌症預防從母乳餵哺開始.pdf。

3   United Nations Population Fund, "World Population Dashboard," United Nations Population Fund, 2023, https://www.unfpa.org/data/world-population-dashboard.

4   香港乳癌資料庫，〈香港婦女罹患乳癌的風險因素：病例對照研究〉。

5   香港特別行政區政府統計處，《香港統計月刊：1991 年至 2021 年香港生育趨勢》，政府統計處，2023 年 2 月。

6   Alexandra W. van den Belt-Dusebout, Mandy Spaan, Cornelis B. Lambalk, Marian Kortman, Joop S. E. Laven, Evert J. P. van Santbrink, Lucette A. J. van Der Westerlaken, et al., "Ovarian Stimulation for In Vitro Fertilization and Long-Term Risk of Breast Cancer," *Journal of the American Medical Association* 316, no. 3 (2016): 300–312.

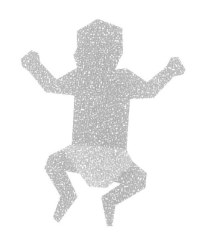

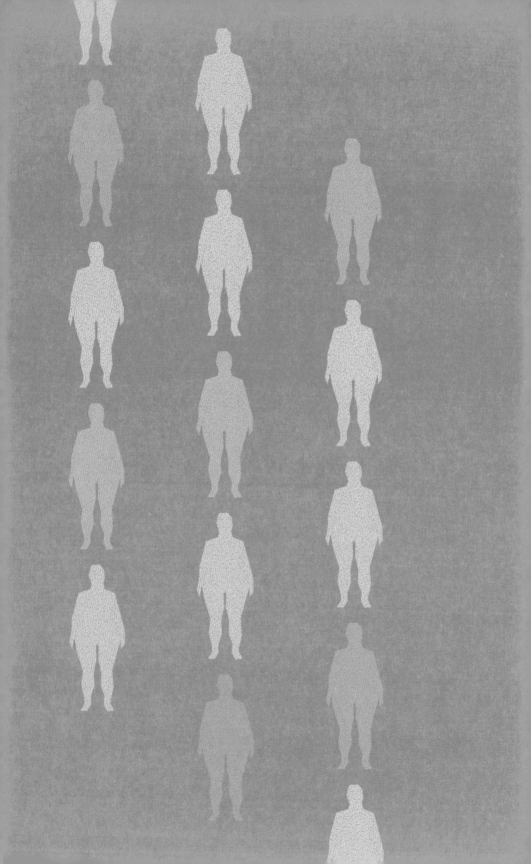

肥胖女性罹患乳癌的機率比一般人高，停經後女
性易中央肥胖，若身體脂肪過分累積，雌性荷爾
蒙便有機會過多。

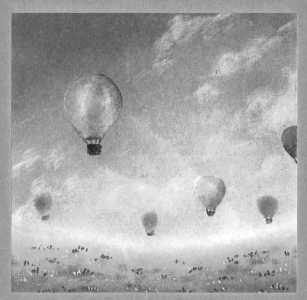

《乘風而飛》（*Fly with the Wind*）

04
超重肥胖

肥胖與乳癌

常言道:「民以食為天」,能與三五知己大快朵頤簡直是人生樂事。隨著環境富裕,都市人生活節奏急速,多肉少菜、高脂肪的飲食文化已進佔我們的日常生活,容易導致過重或肥胖。

世衛表示,2020年全球有230萬乳癌病例,首次超過了肺癌的新增病例,成為全球最常見癌症。[1] 全世界每年新增癌症患者,近12%罹患乳癌。肥胖是女性罹患乳癌的最普遍風險因素,也是造成整體病例攀升的原因。

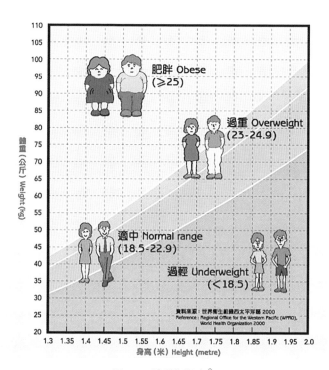

圖4.1　體重指標表[2]

都市人喜歡出外用膳，中式餐廳的烹調普遍用油過多；西式餐廳喜用奶、牛油、芝士等烹調，令我們攝入大量的脂肪，這都是致肥的原因。而脂肪細胞可儲藏大量雌激素，這正是誘發乳癌的因素之一。

《香港乳癌資料庫第十五號報告》分析超過 19,000 位在 2006 年至 2018 年間確診的乳癌患者，當中有 38.7% 在確診乳癌時屬於過重（overweight）或肥胖（obese），相關調查以體重指數（body mass index, BMI）作為量度方法。BMI 是根據個人身高和體重來評估人體脂肪量的方法，計算方法是把體重（公斤）除以身高（米）的平方。亞洲女性的超重和肥胖標準分別設定為體重指數 23 至 24.9 和 25 或以上，18.5 至 22.9 屬於正常。

其實，本港大部分乳癌個案都不是遺傳，而是跟可改變因素有關，例如飲食習慣、生活模式和精神壓力水平。要減低因肥胖誘發乳癌的風險，最有效及直接的方法是改善飲食習慣和恆常做運動，以保持健康體重。

要成功減肥，必須從控制卡路里攝取和消耗卡路里兩方面著手，相互結合。很多人有做運動的習慣，甚至很勤勞，但依然體重不減，那一定是因為沒有好好控制卡路里的攝取。

古語云「吃得是福」，但筆者認為，今時今日能夠「吃得有營」，才是福氣。

乳房大小與乳癌關係

很多女生都渴望有豐滿的胸部，令身型更漂亮，但坊間有一種說法：「胸部越大代表患乳癌風險越高」。其實，乳房大小或豐滿度，與乳癌並無關連。若非要說大胸女性有較高風險罹患乳癌，其背後真實原因可能是「肥胖」，因為一般肥胖女士體態較豐腴、乳房較大。

乳房主要是由乳腺組織和周邊脂肪及纖維組織構成，是依附在皮膚層的器官，而當乳腺之間的細胞發生病變、失控地生長，便會形成乳癌。而每位女性的乳腺組織數量與乳房大小沒有直接關係，因此胸部大小與罹患乳癌機率無關。

那誰的乳腺密度會較高呢？一般來說，一名更年期的女性與20歲差不多完成發育的少女相比，後者的乳腺密度會較高。一名沒有懷孕的婦女與正在懷孕的婦女，後者也會因懷孕時荷爾蒙的變化而有較高的乳腺密度。

有乳癌病人曾苦中作樂：「幸好我是平胸族，洗澡時摸到乳房有硬塊而及早找醫生診斷，都算是不幸中之大幸」。這名接近50歲的病人，確診了一期乳癌，只進行了全乳房切除，並未有電療及化療，避過了艱苦的療程。

胸部較為豐滿的女性，的確是比較難觸摸到在乳腺較深入的腫瘤，相對胸部細小的女性當然「吃虧」。但隨著醫學昌明，只要定期接受專業檢查，包括乳房超聲波檢查、乳房X光造影檢查等較深入檢查方式，較隱藏的未成形腫瘤也能早期確診。

其實無論胸部大小，我們不但要學懂接受，也應該多關注乳房健康，20歲開始每月要自我檢查，40歲以上應每兩年進行乳房X光造影，若乳腺密度高，更可加上超聲波檢查，那就不用擔心乳癌的來襲了。誰再惶恐「胸大較易患乳癌」的想法？

🧍 常穿胸圍較易患乳癌？

香港乳癌基金會乳健中心的護士一年接觸數以百計的病人，很多女士來到檢查都會問：配戴胸圍是否與胸部的乳腺增生、乳腺瘤或乳癌有關？不穿胸圍是否減少患乳癌風險？誠然，胸圍是女性的貼身衣物，當乳房「生病」了，有這樣的聯想是十分正常的，但這些說法純屬謬誤，戴胸圍與否和增加患乳癌風險並無沒有關係。

「常穿胸圍較易患乳癌」的說法，可能與美國作者Sydney Ross Singer 和 Soma Grismaijer 在 1995 年出版的 *Dressed to Kill* 一書中，[3] 提出「每天持續穿 12 小時胸圍的女性，比很少或從未穿胸圍的女性具更高的患乳癌風險」的說法有關。這其實是由於長時間穿戴鋼線或緊身胸圍，會影響淋巴循環系統，從而增加罹患乳癌的機會。不過，Singer 和 Grismaijer 的研究未有採用標準的科學研究方法，例如研究對象不是隨機抽樣，而且不同地方的婦女生活和飲食習慣有很大差異，故不能一概而論。這項研究推論因疑點頗多，並不為醫學界所認可。

美國癌症協會（American Cancer Society）將「穿戴胸圍」列為不被證實或具爭議（disproven or controversial）的乳癌風險因素。一項發表於癌症期刊《癌流行病學、生物標記與預防》（*Cancer Epidemiology, Biomarkers & Prevention*）的研究指出，[4] 目前並無科學證據證明穿胸圍與乳癌有任何關聯性。該研究訪問超過1,500名收經後婦女，結果顯示不論女性每日穿著胸圍的時間長短、胸圍的大小、是否有鋼圈或是幾歲開始穿，都與罹患乳癌風險沒有關聯。

其實，不穿胸圍的女性一般較為瘦削，她們本身已沒有肥胖這項乳癌高危因素。相反，由於肥胖的女士擁有較大的乳房，所以她們一般會穿戴鋼線胸圍，而肥胖令她們屬乳癌高風險族群。

筆者認為女士們選擇合適胸圍善待自己才是最重要。從生活角度看，緊張的生活節奏已令我們喘不過氣，女士們為何要被過緊的胸圍所束縛呢？

更年期後女性易中央肥胖

女性踏入50歲，身體開始出現更年期的症狀：卵巢功能退化、雌激素水平下降、新陳代謝開始減慢等。這時候，很多女士會發現即使食量沒有太大變化，但體重卻開始上升，脂肪更容易積聚在腰部，形成肚腩。

女性仍有經期時，脂肪大多數積聚於臀部及腿部，屬於皮下脂肪。隨著年齡漸長，或在更年期之後，女性荷爾蒙雌激素下降，改變了脂肪比例，內臟脂肪逐步增長，脂肪便開始積聚於腹部，容易形成中央肥胖，俗稱「大肚腩」。它與整體脂肪過多的肥胖，有著同樣高的致病風險。

中央肥胖會增加心臟病、糖尿病、血壓高、血脂高、脂肪肝和死亡的風險。而肥胖也是乳癌的風險因素之一。

我們常用BMI指數衡量一個人是否過重或肥胖，但相關指標未能有效反映身體的脂肪分布。美國愛荷華大學有研究指出，[5] 即使停經的婦女體重正常，亦未必代表健康，因為BMI只透過身高及體重來量度，未能計算脂肪及肌肉比例，因此單憑BMI值衡量健康並不可靠。停經婦女由於荷爾蒙變化，以致容易有中央肥胖，增加患上心血管疾病風險。

對於一般亞洲成年人而言，如果女性的腰圍是80厘米或以上（約32吋），男性的腰圍是90厘米或以上（約36吋），便被界定為中央肥胖，有較高患上慢性疾病的風險。

女士們，要留意褲子腰圍是否越穿越緊，或量度腰圍時腰部可有變粗，一旦出現中央肥胖，這便是一個健康警號，提醒你是時候控制食量及多做運動了！

註 釋

1　聯合國新聞,〈世界癌症日:乳癌已超過肺癌 成為全球主要新發癌症類型〉,聯合國,2021年2月4日,https://news.un.org/zh/story/2021/02/10 77332。

2　香港特別行政區政府衛生署衛生防護中心,〈體重指標表〉,衛生署衛生防護中心,2019年,https://www.chp.gov.hk/tc/resources/e_health_topics/pdfwav_11012.html。

3　Sydney Ross Singer, and Soma Grismaijer, *Dressed to Kill: The Link Between Breast Cancer and Bras* (Avery Publishing Group, 1995).

4　Lu Chen, Kathleen E. Malone, and Christopher I. Li, "Bra Wearing Not Associated with Breast Cancer Risk: A Population-Based Case-Control Study," *Cancer Epidemiology, Biomarkers & Prevention* 23, no. 10 (2014): 2181–2185.

5　Yangbo Sun, Buyun Liu, Linda G. Snetselaar, Robert B. Wallace, Bette J. Caan, Thomas E. Rohan, Marian L. Neuhouser, et al., "Association of Normal-Weight Central Obesity with All-Cause and Cause-Specific Mortality Among Postmenopausal Women," *Journal of the American Medical Association Network Open* 2, no. 7 (2019): 1–13.

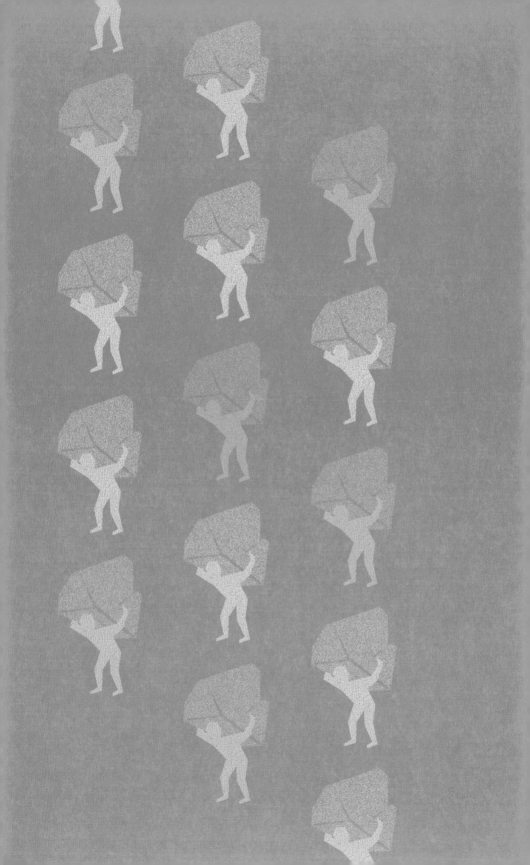

女士們如果一天多於一半的時間感覺到高度精神
壓力，身體會因長期處於緊張狀態而缺乏休息，
從而增加壓力荷爾蒙的分泌，所以為了身心健
康，我們應該時常保持積極和正面的心態。

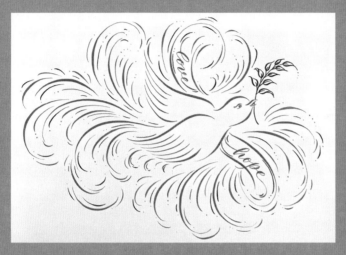

I Choose Hope and Love

05

高度精神壓力

情緒壓力與乳癌

曾有乳癌病人問：「醫生，我會患上乳癌是否與之前在處理離婚，壓力很大有關？」，有病人也這樣問：「我是否因為媽媽之前離世，壓力大而患上乳癌？」

根據香港乳癌基金會的資料庫病例對照研究，[1] 綜觀多項高風險致病因素，持續生活在高壓力之下的婦女罹患乳癌風險，比一般婦女高 2.4 倍，實在不可忽視。醫學文獻亦指出，[2] 若乳癌患者血液皮質醇（plasma cortisol，即壓力荷爾蒙）處於高水平，會與復發機率成正比，顯示精神壓力與乳癌復發有關連。從醫學角度看，人在面對精神壓力時會分泌一種稱為腎上腺皮質醇的物質，用來調節身體對外來刺激的反應，因此腎上腺皮質醇又被稱作壓力荷爾蒙。腎上腺皮質醇過度分泌及持續處於高水平與許多健康問題及疾病有關，包括抑鬱、高血壓、糖尿病、心腦血管疾病、癌症等。

精神壓力，可以由一件突如其來的事件引發，如親人逝世、離婚、破產等人生轉折點，亦可以是因長期抑鬱、日積月累的生活或工作壓力而產生。長期的壓力會對健康造成影響，例如食慾不振、失眠、專注力減弱、容易疲勞、脾氣暴躁等。醫學上有不少研究希望將壓力量化，[3] 可惜未能取得突破，未能證實壓力與癌症是否有因果關係。

大部分香港人都是生活在緊張之中，繁忙的工作、學業、家庭、財政、人際關係等，容易引致過度壓力。有婦女壓力關

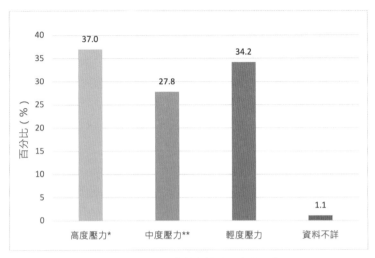

圖5.1　確診乳癌前的精神壓力水平[4]

註：*高度壓力＝多於50%時間；**中度壓力＝25%至50%時間；總人數＝19,719。

注組於疫情期間調查發現，[5]超過六成婦女表示自己日常面對極大壓力，壓力來源依次為家庭、收入、照顧小朋友和工作。

　　其實，每件事情總有其美好和不完善的一面。正如「半杯水」是代表半空還是半滿，只取決於我們如何看待事情。多跟朋友傾訴自己的感受和困難，同時做運動、冥想、聽音樂和看電影等都有助減壓。

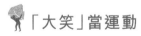 「大笑」當運動

　　當新冠肺炎疫情籠罩本港時，各階層人士面臨前所未有的壓力，不少人為生活感到焦慮，加上外出時要戴上口罩，笑容

彿都被口罩埋藏了。一天，筆者被社區中心門前「愛笑瑜伽班」(laughter yoga) 的宣傳單張吸引，這種不用高難度肢體動作、只需配合瑜伽中「深而長的腹式呼吸方法」來進行的運動，可說是逆境中的亮點。

笑確實是疾病和負面情緒的「天然解藥」。醫學界也證實，笑會令大腦釋放一種叫作安多酚的化學元素，又稱「快樂激素」或「年輕激素」，能令病患者減輕痛楚和憂慮，有助早點康復。笑也能提升免疫力、抗憂鬱、強化心血管功能等，可謂好處多多。

所謂「愛笑瑜伽」是一種新興的減壓運動，當中結合了笑的活動、瑜伽的傳統呼吸及拍打穴位按摩等技巧。愛笑瑜伽是由印度家庭醫生麻丹．卡塔利亞 (Madan Kataria) 於 1995 年所創，他本身是一位不太快樂的人，於是自行搜查文獻，研究快樂的方法，發展大笑可以幫助人快樂，於是推動愛笑瑜伽。

有別於傳統的瑜伽，它將瑜伽式呼吸 (pranayama)、想像力和大笑運動結合，參加者會做簡單動作，幻想各種場景，再配合有趣的玩法，並盡情哈哈大笑，讓筋骨得以舒展，促進血液循環，更可達到減壓、穩定情緒和發放正能量的目的。新手參與者起初可能會覺得尷尬及害羞，彷彿好像機械式大笑。其實這種笑不用講求原因，假笑真笑都可以，笑著笑著就會變成真笑，只要是活動至腹部的大笑，對大腦、心肺等健康有益。

要笑口常開除了大笑瑜伽，大家不妨看看喜劇、與朋友聊聊生活趣事，希望大家能笑出健康。

寧做「早鳥派」，不做「貓頭鷹」

過去有研究發現夜更工作與乳癌風險增加有關，[6] 理由是夜更工作會使人在晚上曝露於人造光源中，令個人的晝夜節律（circadian rhythm）產生紊亂。

別以為睡眠只是一個被動靜止的過程，其實當我們睡著時，大腦仍然保持一定的活躍程度。睡眠不僅讓我們疲累的身體得到充分的休息，身體經「充電」後繼續第二天的工作；我們還靠著睡眠修補損壞的細胞及生長新的細胞，所以睡得好，自然提升個人免疫能力對抗疾病，減少癌病的來襲。

根據《香港乳癌資料庫第十五號報告》指，略多於一半的受訪患者在確診時仍有工作，其工作時數中位數為每週45小時，當中9%的患者需要夜更工作。

為甚麼夜更工作人士比一般日間工作的，更容易患癌？這原來與人體內的褪黑激素有關，它是一種能控制睡覺週期的荷爾蒙，有助抑制癌細胞。夜更工作人士的褪黑激素分泌較日間工作的人少，所以患癌的風險較高。世衛國際癌症研究機構（International Agency for Research on Cancer, IARC）就將熬夜和輪班制工作與食用紅肉一同被歸類為很可能導致人類罹患癌症的因素。[7]

晚上是褪黑激素分泌的高峰期，而在白天，當眼睛接收到光線照射時，褪黑激素分泌便會降低。所以，當女性在夜間工作，或是在夜間接觸室外光線時，光線抑制了褪黑激素的分

泌，令身體的生理時鐘誤以為仍是白天，而褪黑激素分泌往往保持在較低水平。

　　自古以來，早睡早起、正常作息是養生之道。為製造良好睡眠氣氛，促使褪黑激素釋放出來，除了睡前關燈之外，亦可配合窗簾及眼罩這些工具，讓自己睡得更安穩。睡前來個溫水澡、聽柔和的音樂，或在睡前半小時或一小時減少玩手機或用電腦，減少人造光源影響褪黑激素分泌，都可提高睡眠質素。

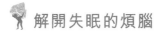 ## 解開失眠的煩惱

　　俗語有云：「失眠慘過大病」。睡眠是人體最基本的需要，但偏偏不少人都經歷過失眠。

　　失眠，大致可分為難入睡、半夜醒及早醒三種形態。如果情況持續，嚴重時會令精神、情緒，以致生理健康受損，影響白天的正常活動。要應付失眠，首先要對症下藥，知道失眠的原因，例如因疼痛而無法安睡者，可向醫生求助先紓緩痛症；或是因情緒病而引致失眠的，就必須治好情緒病，醫生或會在治療期間安排以短期配方安眠藥作輔助。

　　失眠人士不妨先檢視一下自身習慣及身處環境。例如睡覺前應先營造較暗及寧靜的環境，用約半小時放空大腦；期間可播些柔和的音樂，緩緩地做一會兒深呼吸，又或者用和暖的水浸泡雙足等，都會令人放鬆，更容易入睡。相反，睡前做劇烈

運動、進食，或在就寢前數小時喝咖啡、茶、可樂等含咖啡因的飲料，都不利睡眠健康。

臥室環境與睡眠質量，都有密切的關係。例如睡房若設有電視機會容易養成睡前看電視的習慣。此外，有些睡房空氣不流通、太悶熱或太寒冷、枕頭床墊寢具不合適、窗簾遮光不足等，都會令睡眠質素下降。試試改變這些睡眠環境，或許有助改善睡眠情況。

睡前在床上使用智能手機或平板電腦，均會妨礙睡眠，大家應該培養躺在床上就等同睡眠的意識。很多人喜歡看手機，但手機屏幕發出的藍光和日光差不多，睡前玩手機會導致腦部活躍，同時有可能會抑制身體的褪黑激素分泌，影響入睡。如果能改變這些習慣，比如睡前一小時不接觸電子產品、超過15分鐘未入睡便起床做些不會刺激腦部的事，如看書、做簡單家務等，累了才回去睡覺，那慢慢就能改善失眠的情況。

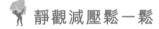 靜觀減壓鬆一鬆

近年，靜觀（mindfulness）在臨床醫療及精神健康領域上的應用備受關注，練習靜觀能有助減低壓力及紓緩情緒困擾，包括焦慮和抑鬱。靜觀不僅對病人有益，如癌症、創傷後遺症、失眠等；也能惠及一般人，例如家長可把靜觀用於教養孩子，能更覺察自己的情緒變化，更理智地應對孩子的行為。

參考衛生署家庭健康服務網站，[8] 靜觀是指有意識 (purposefully) 地以一個不加批判 (non-judgmental) 的心，把注意力帶回到此時當下的自己，覺察自身 (self-awareness) 的思想、情緒和身體反應，可以讓人懷抱著開放、好奇和接納的態度去留意當下發生的事。

提起靜觀，不得不提「正念減壓之父」喬‧卡巴金 (Jon Kabat-Zinn) 博士，他將靜觀運用在長期慢性疼痛症的病人身上，協助他們與疼痛和疾病共處。1979 年，他創辦了美國麻省大學醫學院靜觀中心，運用靜觀概念發展靜觀減壓課程 (mindfulness-based stress reduction, MBSR)，主要是協助患有不同的長期疾病的病人，紓緩疾病所帶來的症狀及與之共處，提升身心健康。

當婦女感覺到高度心理壓力，便會增加患上乳癌的風險，因此學會紓解負面情緒、正向地面對壓力，也是預防乳癌的方法之一。

我們隨時隨地都可以練習靜觀，例如吃飯、步行，甚至運動期間。而靜坐是最簡單和有效修習靜觀的方法。我們可以先找一個舒服的位置坐下來，將注意力集中在呼吸上，對一呼一吸保持著清醒的覺察。我們用鼻吸口呼的方法來深深吸一口氣，吸氣時，腹部脹起，呼氣時，用口吐氣，手按著腹部，把氣全部吐出來。反覆做十次，控制自己的一呼一吸的節奏。

靜觀的好處，可以提高專注力，把身心帶回當下，觀察身體感覺、情緒和想法的微細變化，學習平靜如實地觀察此時此刻的自己，有助紓緩情緒，提升抗逆力。

註 釋

1　香港乳癌資料庫，〈香港婦女罹患乳癌的風險因素：病例對照研究〉。

2　Edith Mészáros Crow, Rosa López-Gigosos, Eloisa Mariscal-López, Marina Agredano-Sanchez, Natalia García-Casares, Alberto Mariscal, and Mario Gutiérrez-Bedmar, "Psychosocial Interventions Reduce Cortisol in Breast Cancer Patients: Systematic Review and Meta-Analysis," *Frontiers in Psychology* 14 (2023): 1148805; Feng Wang, Guro F. Giskeødegård, Sissel Skarra, Monica J. Engstrøm, Lars Hagen, Jürgen Geisler, Tomi S. Mikkola, et al., "Association of Serum Cortisol and Cortisone Levels and Risk of Recurrence after Endocrine Treatment in Breast Cancer," *Clinical and Experimental Medicine* 23, no. 7 (2023): 3883–3893.

3　參考 National Cancer Institute, "Stress and Cancer," National Cancer Institute, October 21, 2022, https://www.cancer.gov/about-cancer/coping/feelings/stress-fact-sheet。

4　香港乳癌資料庫，《香港乳癌資料庫第十五號報告》。

5　am730，〈逾六成婦女表示自己日常面對極大壓力〉，*am730*，2022 年 10 月 25 日，https://www.am730.com.hk/本地/逾六成婦女表示自己日常面對極大壓力/344663。

6　同註 4。

7　International Agency for Research on Cancer, "*IARC Monographs* Volume 124: Night Shift Work," International Agency for Research on Cancer, June 2, 2020, https://www.iarc.who.int/news-events/iarc-monographs-volume-124-night-shift-work/.

8　衛生署家庭健康服務，〈靜觀練習有助更有效的教養〉，香港特別行政區政府衛生署，2022 年 9 月 16 日，https://www.fhs.gov.hk/tc_chi/parenting_corner/expert_tips/mindful_parenting.html。

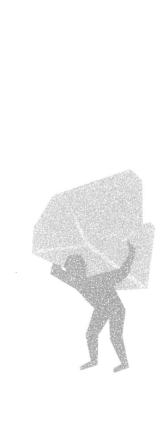

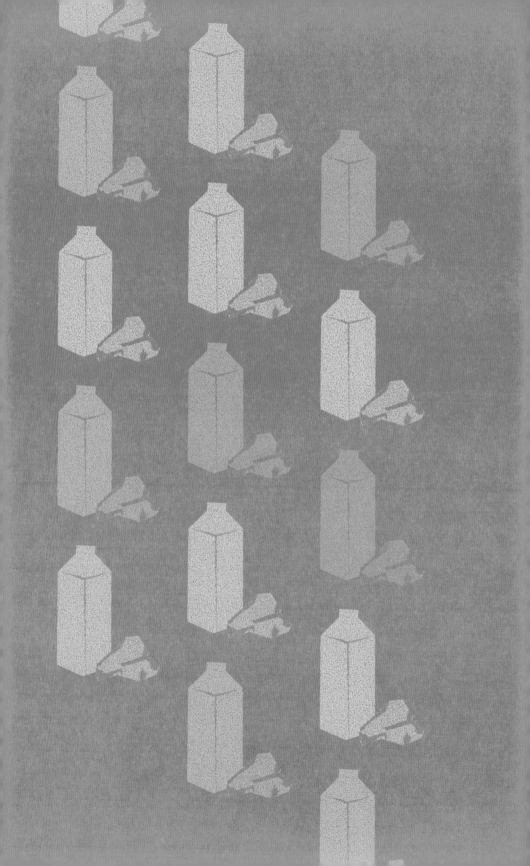

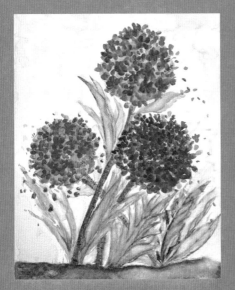
《春之頌》

無肉不歡的女士要小心！食過量含飽和動物脂肪的食物，如紅肉和全脂奶類製品，會因為脂肪細胞內含有大量雌激素而增加患乳癌的風險。

06

膳食含豐富肉類或乳類製品

西方飲食模式致富裕癌症

小時候，長輩總喜歡叫小孩多吃肉，認為肉食對健康有很大幫助，能夠提供成長的重要元素，對發育中的青少年尤其重要。然而，近年不斷有研究指出，吃肉會增加患癌及其他疾病的風險。

香港防癌會的《飲食與癌症》指南指，[1] 綜觀香港過去40年癌症種類變化越趨近西方模式，即所謂富裕癌症，這令人懷疑與市民飲食習慣改變有莫大關係。據本港統計處資料顯示，[2] 以每人每年計，過去40年間，肉類消耗量上升十倍，牛油上升四倍，而蔬果類只上升兩倍，穀米的消耗量反而只有40年前的80%，不升反降。

以現代醫學角度看，這種高脂肪、多肉、少蔬果、少穀類的飲食模式，是非常不健康的，更可能是導致乳癌、結腸癌、子宮內膜癌及前列腺癌倍升的其一重要因素，以及成為癌症以外的心血管病、糖尿病的誘因。這個理論亦得到世界癌症研究基金及世衛的認同。

進食過多紅肉如牛、豬、羊肉，脂肪攝取量將會提升。這不僅增加患腸癌的風險，也是誘發乳癌的因素之一，原因是脂肪細胞內含有大量雌激素。另外，肉類如鵝、鴨的脂肪含量很高，連皮計每100克有22至28克脂肪。雞和瘦肉，平均脂肪有9至13克，魚和海產脂肪含量較低，主要是不飽和脂肪。

其實只要不過量，適量肉類對促進健康是非常重要的，因為肉類含有豐富的鐵質和蛋白質，能助長發育、修補細胞及維持體內新陳代謝。《飲食與癌症》建議，每日進食紅肉不應超過三兩，另選吃雞、魚、海產、蛋、豆製品，有助減低患癌風險。

為了降低患癌的風險，大家應從改變飲食習慣開始，多菜少肉，去肥剩瘦，向無肉不歡說不。

🥛 吃紅肉會否致癌？

牛肉營養豐富，其蛋白質含量很高，氨基酸（amino acid）組成更適合人體的需求，而且含有較多的礦物質，如鈣、鐵、鋅等。但不少女性，尤其是孕婦、癌症患者或康復者，對於應否吃牛肉感到糾結，認為吃牛肉會很「燥」、很「毒」，但其實這些說法是沒有根據的。

世衛國際癌症研究機構在2015年公布的數據中，[3] 就把紅肉列為2A級致癌物。2A級致癌物是「可能性較高」（probable，很可能對人類致癌）的致癌物質，也就是說有動物實驗能證實它的致癌作用，但人體作用尚不明確。世界癌症基金會的相關證據指出，[4] 每週吃不超過500克煮熟的紅肉，並不會增加患大腸癌的風險。

筆者知道不少乳癌患者或康復者在治療期間或康復後戒吃牛肉，擔心吃牛肉會刺激腫瘤。其實癌症病人每天需要蛋白質的分量比一般成年人多。肉類含豐富蛋白質，建議多吃優質肉類，包括牛肉，當完成治療後，可減少紅肉的攝取量，但不需要完全戒吃。

其實，大部分的營養師會建議吃紅肉補鐵，因為動物性的食材含有血鐵質，鐵的吸收率比植物性食物來得高。適當攝取含鐵質豐富的食物，能預防缺鐵性貧血（iron deficiency anemia）。

至於孕婦在懷孕期是可以吃牛肉的，且對媽媽和寶寶的健康都很有益處。孕婦對鐵和鋅的需求是一般人的1.5倍，而牛肉中含豐富的鐵和鋅，可以提高免疫系統，還含有豐富的葉酸，防止嬰兒先天殘疾。

所以，只要正常食用，大家並不用太擔心紅肉會使人致癌。日常生活中，吃紅肉時可以選擇肉絲取代肉排，就可以兼顧紅肉的營養來源，又不會超出飲食建議量。不過，要留意紅肉的烹煮方式，如果食用油溫油炸、炭烤的肉類，則比較容易出現致癌物質。

加工肉類不宜碰

腸仔、煙肉、火腿等加工肉類為不少人所愛，然而，有研究發現，女士常吃加工肉類會增加患乳癌風險，實在少吃為妙。

哈佛大學分析過去 15 項癌症相關研究，結果發現，經常吃加工肉類的女士患乳癌風險比進食較少者多 9%。研究結果已刊登於《國際癌症期刊》。[5]

加工肉類由天然肉類經煙燻、鹽漬、加入添加劑等過程製成，以提升肉質、味道及食物保存期，常見加工肉包括：煙肉、腸仔、漢堡排和火腿等。加工肉類內含的添加劑硝酸鹽及亞硝酸鹽或是致癌主因之一，另外肉類含高飽和脂肪、膽固醇和動物性血基鐵質，也可能增加患癌機會。

2015 年，世衛國際癌症研究機構將加工肉類列為第一組致癌物，即「令人類致癌」（carcinogenic），並維持於 2002 年所提出「人們應節制進食保藏的肉製品，以減少患癌的風險」的建議。研究機構指，每日進食 50 克加工肉類，患大腸癌的風險將增加 18%；吃得越多，風險越高。據世衛估計，全球有約 34,000 宗癌症死亡案例與進食過量加工肉類有關。

要食得健康，我們應儘量避免午餐肉、香腸、煙肉等加工肉，也儘量少吃即食麵和杯麵。如果真的要選擇罐頭以備不時之需，寧可選擇一些脂肪含量相對較低的罐頭，例如吞拿魚、粟米粒、焗黃豆、蘑菇等。吞拿魚含有蛋白質、奧米加－3（omega-3）脂肪酸，相對其他高鈉罐頭較為可取。要注意吞拿魚分為油浸及鹽水浸兩類，鹽水浸脂肪含量較低，相對健康。

事實上，香港四季都有鮮肉和凍肉供應，實在無需經常進食防腐食品。大家應儘量避免加工肉品，以預防患上癌症。

雪糕與雪葩的抉擇

炎炎夏日，實在難以抵擋冰凍軟綿的雪糕，嚐一口便感透心涼。但雪糕是高脂肪甜品，會為我們健康造成甚麼潛在的危機？

傳統雪糕主要由全脂奶、忌廉、糖、穩定劑製成，視乎口味而定，一般每100克的雪糕便有200多千卡路里，相當於一碗飯。飲食高脂肪，尤其是飽和動物脂肪，是患乳癌的高危因素之一。為預防乳癌，飲食要清淡，減少動物脂肪攝取，牛油、芝士及雪糕等高脂肪食物不要多吃。

不少人為了健康，或會選擇較低脂的意大利雪糕(Gelato)。但有營養師提醒，低脂雪糕脂肪含量雖較一般雪糕低，但會因應不同口味增加糖分，所以應小心留意低脂食物的成分標籤，尤其是血糖高、減肥人士，以免得不償失。

2013年刊登在《美國國家癌症研究所期刊》(*Journal of the National Cancer Institute*)的一項研究發現，[6] 若乳癌康復者每日進食多於一份雪糕、乳酪、芝士，或飲用咖啡及朱古力奶時習慣加入全脂奶，12年內死於乳癌的風險，較不吃或少吃者增加五成。研究人員估計，全脂奶含有較高的荷爾蒙雌激素，可誘發及刺激乳癌細胞變活躍，增加復發及快速惡化的風險。

其實，在汗流浹背的夏天，如果想吃冰品消暑，不妨考慮另一種口感相似的甜品雪葩(sorbet)，由於其製法是將新鮮水

果冷凍結冰再磨成沙冰，不含任何牛奶成分，而且大多不額外
添加糖分，每100克熱量僅約100多千卡路里，吃一杯變相只
吃多了半碗飯，美味之餘又不損健康。在傳統西餐中，雪葩會
在前菜與主菜之間進食，以清理口腔的餘味。

天氣炎熱，冰凍甜品不論大人小朋友都喜愛，在滿足口腹
之欲的同時，要想想如何選擇才不會犧牲健康 —— 在芸芸的冰
品中，雪葩絕對是不二之選。

大豆和豆類製品宜不宜吃？

豆漿是中式早餐最常見的飲料，但坊間有傳聞，豆漿中包
含雌激素的大豆異黃酮 (isoflavone)，容易誘發與雌激素相關疾
病，例如乳癌。但另一邊廂，有研究顯示，[7] 大豆和豆類製品有
助抑制乳癌，到底誰是誰非，迄今還未有「一刀切」結論。

大豆中的異黃酮，其化學結構與人體的雌激素相似，因此
被稱為植物雌激素。外國有研究指，[8] 異黃酮某程度可以削弱人
體內真正的雌激素功能，進而減少雌激素刺激乳房細胞，有預
防癌變的作用。

然而，有些乳癌依賴人體內的雌激素生長，這類乳癌的細
胞上長有雌激素受體，受體像吸盤，或會在與雌激素結合時，
刺激乳癌細胞分裂和生長。因此大家都擔心，攝取大豆的植物
雌激素會否增加乳癌風險？目前為止，並沒有醫學研究證明相

關論點。反之，有外國研究指出，[9] 吃大豆有助減低罹患乳癌的機會，這也解釋了為何經常以豆類食品為主食的亞洲人，例如中國和日本人，患上乳癌的風險會較歐洲或美國人低。

2009年《美國醫學協會雜誌》(*Journal of the American Medical Association*) 的一篇研究以約五千名中國乳癌康復者為研究對象，[10] 探討黃豆攝取對於乳癌病人存活率的影響，並將大豆異黃酮的攝取量較多者與較少者比較，結果顯示，治療後的乳癌病人若多吃黃豆食品，可以顯著降低乳癌死亡率與復發的危險性。

大豆異黃酮可在黃豆及其製品中找到，例如豆漿、豆腐、豆乾、納豆、味噌等。其實黃豆類製品含有豐富的蛋白質，建議沒有患乳癌的女性多吃天然豆製品預防乳癌，而患過乳癌的朋友，也可適量進食。用豆漿代替牛奶，以豆腐代替紅肉，都是較低脂的健康選擇。但千萬不要把豆漿當水喝，因為任何食物過量都是不好的，飲食要均衡，不要過猶不及！

戒吃雞可以防乳癌？

「從小我就喜歡吃雞，出外用膳會叫海南雞飯、切雞飯……可能是吃雞太多，所以患上乳癌」。這名48歲的女子確診乳癌第三期，懷疑自己是否因為愛吃雞所以患上乳癌。

不知從甚麼時候開始，坊間將乳癌與食雞連繫在一起？有人擔心，吃了含雌激素的「打針雞」，容易誘發乳癌。在此筆者希望為「雞」做個適度平反：乳癌未必與吃雞有關，更多與生活緊張、壓力大和缺乏運動有關。

其實，注射激素以催谷雞隻長肉的所謂「打針雞」在本港早已被取締，但不時有報導指一些雞農會在飼料裏混入生長激素，令人往往聞雞色變。雌激素主要儲存在動物的脂肪組織裏，而雞的脂肪主要在雞皮，所以吃雞只要不過量，儘量少吃內臟、不吃雞皮和雞腳，患有乳癌也可以放心吃。雞肉殘餘荷爾蒙的分量很少，根本不足以提升人體內的激素水平。目前並沒有證據證明吃雞肉會提高人體內的雌激素水平，但研究顯示大量肉類，尤其是脂肪的攝入可能會增加患乳癌的風險（詳情可參見本書「西方飲食模式致富裕癌症」和「吃紅肉會否致癌？」部分，頁63–65）。

根據傳統的健康飲食金字塔建議，均衡飲食是健康生活的基礎。我們要吃適量的肉類（如豬、牛、羊）、家禽（以雞為主）、魚及蛋類食物。這些食物含豐富蛋白質及維他命B12。其中，雞肉較牛肉和豬肉有較高質量的蛋白質，且脂肪含量較低。

若果還是不放心，大家可選購有機的走地雞、本地的嘉美雞或少爺雞就比較安全。另外，選用低脂的烹調方法來煮雞，如蒸、焗或燉等，同時應把雞皮去掉才烹調，這樣可減少進食過量的脂肪，那食雞就食得安心。

咖啡與乳癌的關係

在繁忙的生活中，細細品嘗一杯濃香的咖啡，頓時使人偷得浮生半日閒。但喝咖啡到底會對身體有利還是有害？咖啡中的咖啡因會否令女性更易患上乳房纖維囊腫或乳癌？

世衛國際癌症研究機構於1991年曾將咖啡列為2A級致癌物，當時科學界認為咖啡對人類很有可能致癌，但經過大量研究後，近年已將咖啡改為三級致癌物（not classifiable），即目前尚未有足夠證據以確定該物質是否對人類致癌。工作組專家得出結論，現時沒有足夠的證明咖啡與20種癌症之間的關聯，而且，有證據表明，咖啡不會造成乳癌、前列腺癌、胰臟癌、肝癌和子宮內膜癌這五種常見癌症。相反，機構將攝氏65度以上的過熱飲品歸類為2A級致癌物，主要因為現時有醫學證據證明飲用過熱飲品與食道癌有關連。[11]

哈佛大學公共衛生學院在《國際癌症期刊》的研究顯示，[12] 本身沒有乳癌的女性飲用咖啡和茶，並不會增加罹患乳癌的風險。

咖啡、茶、巧克力和汽水等飲料都含有咖啡因，而在女性接近月經週期到來時，體內荷爾蒙的變化可能導致乳房腫脹和疼痛，應該儘量避免攝取咖啡因，以減少不適感。

有上班族經常以喝咖啡作「充電寶」提神，但若長期過量飲用，尤其是晚上喝咖啡或茶，都會影響睡眠質素、打亂生理時鐘，進而干擾免疫系統，有機會造成病變。筆者建議每日喝咖啡最好不超過一杯，喝茶也不要過量，以綠茶為佳，因為綠茶含有具抗氧化效果的多酚物質。

其實，只要我們適量飲用咖啡，在中午前喝完以免影響睡眠質素，那就能享受咖啡的樂趣。

珍珠奶茶的高糖陷阱

在東南亞地區，售賣珍珠奶茶等手搖飲料店門庭若市，更深受年輕人喜愛，然而美味背後，是否隱藏健康危機？

不少報導已指出，珍珠奶茶是高熱量及高糖分飲料，容易肥胖；而且珍珠是由木薯澱粉製成，本身就不容易消化，有些商家為了增加口感，更會加入添加劑或化學原料如塑化劑，嚴格來說並非健康飲料，但卻深受大眾歡迎。

以珍珠奶茶作為國民飲料的台灣，近年亦開始關注長期飲用這些高糖手搖飲品，與乳癌、大腸癌等的關連。另外，內地曾經有報導指，[13] 浙江一名少女喝珍珠奶茶後到醫院求醫，她已便秘五天及感到肚子疼痛。經過電腦斷層掃描檢查後，竟發現在其胃部及腸道內塞滿百多粒未消化的珍珠。

台式飲品一般喜歡加入奶精，它不僅營養價值低，還含有飽和脂肪、反式脂肪酸和糖。多喝除了增加熱量攝取外，還可能增加心血管疾病的風險。況且珍珠的糖含量也很高，多喝會使人容易肥胖。除了引發糖尿病、脂肪肝等疾病外，亦因脂肪細胞可儲藏大量雌激素，誘發乳癌。

世衛公布，成人及小童每天糖分攝取量，由建議的不應超過總熱量百分之十，改為不應超過總熱量百分之五至十，如以每天攝取2,000千卡熱量為例，每天不能進食多於25克至50克糖（約五至十粒方糖量）。而一杯700毫升珍珠奶茶的含糖量約50至60克，只喝半杯就超標，所以「常喝珍珠奶茶會發胖」，這話一點也不假！

其實，一天喝一杯「原味」珍珠奶茶已經過量，應儘量少喝，以免喝多發福，有損健康。

烘焙食物反式脂肪高

很多女士喜歡烘焙食品，例如酥皮湯、麵包、蛋撻、蛋糕等，但食一個隨時已達每天反式脂肪攝取量上限約五至八成。攝取過多反式脂肪會導致血液中「壞膽固醇」增加，長遠有機會造成冠心病；而攝入過量脂肪會增加患上心臟病、肥胖症及癌症的風險，包括乳癌。不少醫學界報告指出，[14] 肥胖的女性罹患乳癌的機會率是比一般女性為高。雖然肥胖與乳癌相關，並非因果關係，為謹慎起見，還是應維持健康體重，降低乳癌風險。

到底甚麼是反式脂肪？它是一種由氫化過程產生的脂肪。當植物油被氫化，便會產生反式脂肪，而原本是液體狀的植物油亦會變成半固體或固體狀。經過氫化的植物油，不易變壞，可延長保質期，增加食物口感。

表6.1a 如何選擇較健康的食物

查看營養標籤上脂肪、糖及鈉（或鹽）的含量，從而選擇較健康的「三低」食物

	甚麼是高？ （少選）		甚麼是低？ （多選）	
	按每100克計 （超過）	按每100毫升計 （超過）	按每100克計 （不超過）	按每100毫升計 （不超過）
總脂肪	20克		3克	1.5克
糖	15克	7.5克	5克	
鈉	600毫克	300毫克	120毫克	

表6.1b 比較營養素的攝取量與每日攝取上限[15]

營養素	每天攝入上限	攝入過量會增加以下的風險
總脂肪	60克*	超重和肥胖症
糖	50克*	
飽和脂肪	20克*	心臟病
反式脂肪	2.2克*	
膽固醇	300毫克	
鈉	2,000毫克	高血壓及胃痛

* 按2,000千卡的膳食計算，個人攝入量會因應能量需要量而有所增減。

　　氫化植物油可分為植物起酥油及人造牛油兩大類。我們從膳食攝取的反式脂肪主要來自以氫化植物油烹調的烘焙和油炸食品。根據美國農業部營養素資料庫的資料，每100克烘焙用的植物起酥油可含高達40克反式脂肪；每100克烘焙用的硬人造牛油（通常以紙包裝），可含高達25克反式脂肪。所以大家在超級市場購買硬人造牛油做蛋糕前，真的要留意成分。

　　世衛和聯合國糧食及農業組織建議，反式脂肪攝取量應少於人體每天熱量攝入量的1%。以每天攝取2,000千卡熱量的人為例，應攝取少於2.2克反式脂肪。

在全球崇尚健康食品潮流下，烘焙也得講究健康，例如選擇健康的材料，如純小麥全麥麵粉、五穀雜糧、天然堅果、無反式脂肪及精緻提煉油等作烘焙；留意營養標籤上的資料，選擇含較少反式脂肪、飽和脂肪及膽固醇的食物。保持均衡飲食，多吃水果蔬菜，有助健康。

淺談老火湯

中國自古就有湯水養生的習慣，當中以中國南方最為講究。俗語說：「寧可食無菜，不可食無湯」。先上湯，後上菜，成為廣東宴席的既定格局，也是粵人生活中最普遍的飲食文化。但近年大眾開始研究經長時間煲燉的老火湯含有的營養價值，發現部分名過其實，多喝存有健康風險。

其實老火湯在長時間煲燉的過程中，很多維他命已被破壞。有營養師指，維他命 C、B1、B2 和葉酸等營養為水溶性，會比油溶性維他命更活躍，容易於長時間煲燉的過程中大量流失。

另外，老火湯多用含肉類和內臟食材煲燉，例如瘦肉、豬骨、豬腒等長時間熬煮而成。由於雌激素多儲存於動物的脂肪組織中，而老火湯在烹調過程中除了釋出嘌呤（purine），也會與大量由食材而來的脂肪混和，增加湯水中的脂肪含量，長期飲用會提高患心腦血管疾病的風險，容易產生高尿酸血症。乳癌康復者也不宜飲用過多。

不説不知，原來湯水是本地成年人從食物攝取鈉的第二大來源，僅次於醬料和調味品。世衛建議一般成年人每日的鈉攝取量應少於2,000毫克，略少於一平茶匙食鹽，才算健康。[16]

要吃得健康，大家不妨以滾湯作為代替，例如番茄馬鈴薯牛肉湯，將已去皮的馬鈴薯放在水中煲煮，再放入已切粒的番茄及免治牛肉，以中至大火熬至滾起即可熄火，加入小量鹽調味。若果湯及材料一併吃掉，就能吸收湯中營養素。

其實，湯的營養價值很大程度取決於湯料的選擇和煲煮的時間和溫度，兩者如果配搭得宜，湯中的營養價值便能達致最佳。

塑化劑與食物安全

新冠肺炎疫情期間，不少人都選擇叫外賣，以減低受感染風險，但環保團體發聲，希望喚起大眾關注外賣即棄塑膠盒對環保生態的影響。同時，若以塑膠容器盛熱燙食物，也可能暗藏健康風險，大家需多加留意！

環保團體綠領行動一項調查推算，[17] 全港市民在疫症期間每週消耗逾一億件外賣即棄塑膠飯盒、刀、叉等餐具，擔心疫症未平，先釀「膠災」，最終塑膠餐盒餐具加速填滿堆填區。此外，塑膠盒內的塑化劑會因接觸油性或高溫食物，容易遷移到食物中，長期攝取或會影響健康，所以鼓勵市民自備器皿購買外賣。

　　鄰苯二甲酸酯 (phthalate, PAE) 一般稱為塑化劑,是廣泛應用於塑膠製品中以增加柔軟度的添加劑,多種消費品如塑膠容器、衣服、化妝品、膠袋、食物包裝和玩具等均含有不同分量的塑化劑。由於在使用產品時塑化劑會逐漸遷移到環境中,故此它在我們日常生活環境裏普遍存在。鄰苯二甲酸酯類被歸類為環境荷爾蒙,有研究指出,[18] 若長期大量曝露於其中,可能會影響生物體的分泌、免疫及生殖系統正常運作,改變生殖及發育現象,亦可能會引發惡性腫瘤。

　　在日常生活中,我們應儘量減少攝入鄰苯二甲酸酯,例如用微波爐加熱食物時,以玻璃容器代替塑料容器、避免購買密封在保鮮紙和塑料容器的食物、避免飲用塑膠瓶裝載的飲品並選擇較安全的玻璃瓶、多飲水,或多吃高纖食物和新鮮蔬果,幫助排毒。另外,大家應儘量減少使用即棄式餐盒和餐具,如能在購買外賣時自攜餐盒,例如玻璃盒或耐熱的盒,不但更環保,也能食得更安心。

燒烤增致癌風險

　　香港人喜歡燒烤,不論是到郊野公園燒烤,或是留在室內享受冷氣的韓式燒烤,又或是在家烤出美食,燒烤的食物總令人垂涎欲滴。但舌尖美味的背後,卻隱藏健康危機。科學界已指出,燒烤容易產生致癌物,增加患癌的風險。

香港防癌會的《飲食與癌症》指南中指，有研究發現若以高溫烹調某些肉類，會產生一些在生肉中不存在的化學物質。這些物質中有部分可能會提高癌變的機會，當中有一類稱為雜環胺 (heterocyclic amine, HCA) 的化合物已證實會使動物致癌，以及可能會提高人類罹患胃癌、結腸癌、胰臟癌和乳癌的機會。

大多數的高溫烹調方法都會使肉類的肌肉部分釋出這些有害的化學物質，其中以煎炸、烤焙、烤焗、燒烤的肉食所釋出的雜環胺最多。以 100 度或以下溫度烹調肉類，例如燉或煮，則只會產生微量的雜環胺。此外，若果肉類的油脂滴在灼熱的碳或石上，會產生另一種名為多環芳香烴 (polycyclic aromatic hydrocarbon, PAH) 的致癌物質，這種物質可透過烤火的煙沾在食物上。

其實，想燒烤吃得健康，大家是有方法避開這些致癌風險的。燒烤的問題主要涉及肉類的肌肉部分，如額外烤蔬菜如三色椒、菇類等，則有助平衡燒烤產生的致癌物。大家不妨亦可多烤海鮮，或是將燒烤的肉類切成小塊，並且在燒烤時經常翻動，則可減低食物接觸熱源的時間，而剪掉肉類脂肪亦可大大減少雜環胺的出現。此外，在燒烤前如先以其他方法把肉稍為烹煮，例如先以微波爐將肉烹兩分鐘，可減少九成的雜環胺。最後，在進食烤肉前，先去掉燒焦的部分也是健康的做法。

近年越來越多研究發現肉類經高溫炭燒、煎炸和煙燻後會釋放致癌物，[19] 所以我們應儘量減少利用相關烹煮方式，那就吃得健康！

慎選食用油保健康

上班一族每天早出晚歸，沒有時間煮食而成為「無飯一族」，常常以速食作為正餐，而速食少不免是多油、高脂和高熱量，長久進食更會影響健康。所以，若然你經常在外進食的話，應選擇少油及非油炸食物，以免對身體造成負擔。

市面上的食用油種類繁多，我們在煮食時少不免要用油，因此選好油、用對油，對健康非常重要，否則成為致肥元凶，一旦過重或肥胖便會增加乳癌風險。

我們在購買食用油時，橄欖油應是最健康之選，但在實際生活中，橄欖油價錢比較高，而且在煮食時容易產生大量油煙，所以比較適合當作沙律油。芥花籽油是目前市面上煮食用最理想的選擇，因其含較高單元不飽和脂肪酸 (monounsaturated fatty acid, MUFA)，有助降低多種癌症的病發率。

消費者委員會指，[20] 芥花籽油、初榨橄欖油及橄欖油含有較多單元不飽和脂肪酸，能有效減低血液中的壞膽固醇及提高好膽固醇的比例，有助降低心血管疾病的風險；花生油的單元不飽和脂肪酸和多元不飽和脂肪酸 (polyunsaturated fatty acid, PUFA) 的比例較平均；棕櫚油含有較多飽和脂肪酸 (saturated fatty acid, SFA)，是一種壞脂肪酸，會增加血液中的壞膽固醇，影響心臟健康。粟米油、米糠油、葵花籽油和葡萄籽油則含有較多多元不飽和脂肪酸，包括人體不能自行製造的必需脂肪酸，如奧米加－3及奧米加－6。適量奧米加－3有助孕婦及發育中的兒童的腦部的發展。

外國很多研究已經將健康油脂的重要性等同於蔬果類及全穀類，如《美國膳食指南》和地中海飲食均重視健康油脂的攝取。美國農業部 (United States Department of Agriculture, USDA) 也建議在飲食中定期攝取含奧米加－3的油分，促進心血管健康。

飲牛奶一定健康嗎？

從小到大我們常聽長輩說，多喝牛奶身體好，對骨骼成長尤其重要。但近年關於飲牛奶是否健康有熱烈的討論，海外更有研究指，[21] 牛奶的攝取量與乳癌風險有關連。到底飲牛奶是一定健康的嗎？

為避免增加肥胖及高膽固醇等心血管問題的風險，筆者建議飲用脫脂奶或豆奶，避免熱量及脂肪高的全脂奶。全脂奶的脂肪比例大約3.2%至3.5%，而脫脂奶則有約0.1%至0.5%脂肪。以卡路里計算，當然是較多脂肪的全脂奶會有更高的熱量，每100毫升有61千卡，而脫脂奶則只有34千卡。有營養師建議，5歲或以上的孩子及成年人應選擇低脂奶品類，包括低脂奶、低脂芝士、低脂乳酪等。

根據發表於《國際流行病學期刊》(International Journal of Epidemiology) 的一項研究指出，[22] 飲用牛奶與患上乳癌有密切關聯。美國加州洛馬琳達大學公共衛生學院疾病預防中心的研究團隊追蹤五萬多名婦女長達7.9年，她們的平均年齡為57歲，研究分析她們長期喝牛奶與罹患乳癌的風險。結果發現，不論

脂肪含量，牛奶均會增加罹患乳癌的風險，喝得越多，乳癌的風險就越高。是次研究提醒大眾，尤其是有乳癌病史的婦女，應更謹慎考慮每日牛奶的攝取量。研究團隊解釋，牛奶與乳癌的關聯可能來自牛隻處於哺乳期，其分泌的牛奶當中亦含有生長激素及動物雌激素有關。相關的牛奶激素可能對乳癌具刺激性，因為差不多七成以上的乳癌都是**雌性荷爾蒙受體陽性**。

那從今以後我們是否要謝絕牛奶？其實又不然。目前要確認導致乳癌的原因仍很困難，乳癌風險因素尚包括壓力、缺乏運動、從未餵哺母乳等，未必與單一食物有關，所以我們不需要過度恐慌，極端地認為牛奶是不適宜飲用。其實只要我們不是長期大量飲用牛奶、選擇脫脂奶或豆漿代替全脂奶、維持均衡飲食、多做運動，同時定期進行乳房檢查，這才是預防乳癌的上策。

雌性荷爾蒙受體陽性乳癌

所謂荷爾蒙受體，可分為雌激素受體（Oestrogen）和黃體酮（Progesterone）兩種，細胞表面存有這些荷爾蒙受體的乳癌腫瘤，即稱為荷爾蒙受體陽性乳癌。

淺談燕窩、雪蛤、蜂王漿

從小女孩子被灌輸食燕窩、雪蛤膏可以養顏的概念，但隨著香港乳癌個案有年輕化趨勢，女士們開始關注這些含有雌

激素的補品，到底會否增加患乳癌的風險。對於當下四大「名物」：燕窩、雪蛤膏、蜂皇漿和羊胎素，筆者建議女士們可免則免。

燕窩是燕子的唾液分泌物，主要成分為蛋白質，有促進人體的生長發育和增強抵抗力的功用。但有意見指出，[23] 燕窩有促進細胞分裂的激素和表皮生長因子（epidermal growth factor, EGF），會增加癌細胞的生長，影響病情及治療效果。

雖然現時國際上仍未有確實的證據指出食用燕窩會提高患上乳癌的風險，但乳癌病人或康復者應避免進食燕窩。筆者認為，若果乳癌康復者要吸取蛋白質，可以從日常食物入手，例如雞蛋、魚肉、雞肉、脫脂牛奶等，加上恆常運動，才是最佳預防乳癌的方法，並不用透過食燕窩來補充蛋白質。

除了燕窩，坊間亦指進食雪蛤膏、蜂王漿、羊胎素等食物會增加乳癌風險。雪蛤膏是雌性青蛙的輸卵管組織和脂肪，內含豐富的性激素及生長因子，的確有很大機會刺激癌細胞增生，乳癌病人應儘量避免。至於蜂王漿也含有雌激素，乳癌病人或康復者應該戒吃。雖然未有確實研究指蜂王漿與乳癌的關連，但有未收經的病人在服食蜂王漿前來問診，並指其乳房感到漲痛，為謹慎起見，筆者建議不宜服用蜂王漿。

另外，坊間亦有傳羊胎素能美容養顏，減少臉部皺紋。目前市面上的羊胎素，多從羊胎盤和羊胚胎中提取得來，其中含有多種激素，例如羊的生長激素、雌激素等，亦不宜乳癌患者或康復者食用。

很多女性喜歡吃一些補品養顏，但市面上多女性補品含有荷爾蒙成分，女士們應謹慎選擇。

可免則免的飽和脂肪

香港人的飲食習慣走向西化，高脂肪、多肉少菜、少穀類的飲食模式與乳癌、結腸癌、子宮內膜癌有關，加上缺少運動、肥胖等因素，也是近三十年相關癌症上升的原因。

脂肪其實可分為飽和脂肪和不飽和脂肪。飽和脂肪溶點較高，所以在室溫成固體狀；不飽和脂肪溶點較低，故在室溫成液體狀。由於飽和脂肪使血液更易凝結，過量攝取容易引致血管硬化、中風、心臟病等疾病，並促進肝臟產生膽固醇，令血液的壞膽固醇上升。

飽和脂肪主要來自動物油脂，如脂肪、皮層、牛油、忌廉和芝士。而植物性飽和脂肪則來自椰油及棕櫚油製造的食物，如即食麵。

至於不飽和脂肪，可分單元和多元不飽和脂肪。單元不飽和脂肪能降低體內壞膽固醇水平，保持血管暢通，對健康有裨益。多元不飽和脂肪中的亞麻油酸 (linoleic acid) 及次亞麻油酸 (linolenic acid) 是必需脂肪酸，由於身體無法合成製造，必須從食物吸收。它們能稀釋血液濃度，降低血液中的總膽固醇水平、降血壓及改善免疫系統功能。食物中以果仁、種子、魚類

及海產的脂肪或植物油如橄欖油、芥花籽油、牛油果等所含的不飽和脂肪較豐富。

要食得健康，應以減少進食油脂食物為原則，尤其是飽和脂肪，而脂肪來自食物本身、製造過程和烹調方法。高脂肪食物包括忌廉、牛油、肉類的皮如鳳爪、雞翼、乳豬、肥肉如五花腩、煙肉、禽畜內臟如牛雜等。

世衛和聯合國糧食及農業組織建議，飽和脂肪攝取量應少於人體每天熱量攝入量的10%。以每天攝取2,000千卡熱量的人為例，應攝取少於20克飽和脂肪。

認識食物添加劑

你是否知道每天進食的食物及飲料，到底有多少食物添加劑？的確，我們每天無可避免會攝取食物添加劑，因為沒有它的幫忙，食物可能沒辦法延長保質期、口感及外觀也不能改善。但進食這些添加劑會否增加患癌的風險呢？

食物添加劑是添加在食物和飲品的物質，添加的原因各有不同，有些用以加強味道和色澤，亦有些用以防腐。例如，雪糕的乳化劑令乳脂不易分離；加工食物如罐頭生果、爆谷等有人造食用色素，令賣相更見吸引。有些添加劑則用於改善食物的營養價值，例如維他命和微量元素等。若沒有食物添加劑，食物的質素和選擇會大大受到限制。在食物和飲品中加入規定

分量的添加劑，對身體是無害的。目前為止，並無有力證據顯示進食按官方規定用量加入添加劑的食物會提高患癌的機會。

然而，容易敏感的人士要特別留意，如二氧化硫（sulfur dioxide；普遍用於乾果、醃菜、香腸、蔬果汁、醋和酒類等的防腐劑）過敏者，攝取少量便足以可能引起氣喘、頭痛或噁心等過敏反應。

雖然按照使用標準添加劑是安全，但醃漬、煙燻、鹽醃或以添加劑（例如亞硝酸鈉〔sodium nitrite〕）防腐的食物還是少吃為妙，乳癌患者更應避免進食。研究顯示，臘腸、鹹蛋、香腸、煙肉、鹹酸菜等醃製食物含硝酸鹽（nitrate），硝酸鹽在胃的酸性環境下與蛋白質產生化學作用，形成致癌物質亞硝胺（nitrosamine）化合物，它可毒害胰臟細胞，致使胰島素分泌不足而增加患上癌症和二型糖尿病的風險。[24]

現代的食品製作技術層出不窮，不管甚麼口味的食品，都可以利用化學方式調製出各種香味、口感、色澤。但要吃得天然和健康，我們必須多吃新鮮蔬果肉類，少吃以添加劑虛擬味道或色素的食物。

代糖阿斯巴甜「可能致癌」

世衞國際癌症研究機構、世衞和糧食及農業組織食品添加劑聯合專家委員會於2023年7月將無糖甜味劑阿斯巴甜

(aspartame) 歸類為 2B 類致癌物 (possible carcinogen)，即「可能對人類致癌」。公布一出，大眾對飲用無糖汽水到底是否安全的議題，再次引起熱烈討論。

市面上銷售的食品和飲料很多都打上「無糖」標籤，實際上都使用了阿斯巴甜等甜味劑。阿斯巴甜是一種人造或化學甜味劑，其甜度比普通蔗糖高大約二百倍，熱量幾乎等於零，只要加入極少分量就產生與糖分一樣的味道，難怪這種低熱量的代糖甜味劑是生產商和消費者的寵兒。

自 1980 年代以來阿斯巴甜被廣泛應用，包括無糖汽水、香口膠、穀類早餐、雪糕、乳酪等乳製品，甚至止咳藥水、維他命咀嚼片等藥物也會加入阿斯巴甜。

很多人都喜歡飲無糖汽水，但到底要飲多少才屬過量？世衛聯合專家委員會得出結論，每日允許攝入阿斯巴甜的分量為每公斤體重 40 毫克。因此，委員會重申，人們可在這個每日限量內放心食用。例如，一罐含有 200 或 300 毫克阿斯巴甜的飲料，一位體重 70 公斤的成人每天要飲用 9 至 14 罐以上才會超過每日允許攝入量。但要留意，這個假設是沒有在其他食物方面已攝入阿斯巴甜。[25] 世衛亦曾發布指南，[26] 建議消費者不要使用無糖甜味劑控制體重，長期攝入反而會增加成人患上二型糖尿病、心血管疾病和死亡的風險。

畢竟代糖大部分是化學物質，只宜適量選用。市面上很多食品，如乳酪、糖果、汽水、果汁、湯、甜品、零食等，可能也含有代糖，購買時要看清楚成分標籤，以免進食過量。

註 釋

1　香港防癌會，《飲食與癌症》（第十二版）（香港防癌會，出版年不詳）。

2　轉引自上註。

3　Arthur Yau, "Processed Meat, Red Meat and Cancer," Centre for Food Safety, December, 2015, https://www.cfs.gov.hk/english/multimedia/multimedia_pub/multimedia_pub_fsf_113_01.html.

4　World Cancer Research Fund International, "Limit Red and Processed Meat," World Cancer Research Fund International, n.d., https://www.wcrf.org/diet-activity-and-cancer/cancer-prevention-recommendations/limit-red-and-processed-meat/.

5　Maryam S. Farvid, Mariana C. Stern, Teresa Norat, Shizuka Sasazuki, Paolo Vineis, Matty P. Weijenberg, Alicja Wolk, Kana Wu, Bernard W. Stewart, and Eunyoung Cho, "Consumption of Red and Processed Meat and Breast Cancer Incidence: A Systematic Review and Meta-Analysis of Prospective Studies," *International Journal of Cancer* 143, no. 11 (2018): 2787–2799.

6　Candyce H. Kroenke, Marilyn L. Kwan, Carol Sweeney, Adrienne Castillo, and Bette J. Caan, "High-and Low-Fat Dairy Intake, Recurrence, and Mortality After Breast Cancer Diagnosis," *Journal of the National Cancer Institute* 105, no. 9 (2013): 616–623.

7　ACS Medical & Health Content Team, "Soy and Cancer Risk: Our Expert's Advice," American Cancer Society, April 29, 2019, https://www.cancer.org/cancer/latest-news/soy-and-cancer-risk-our-experts-advice.html.

8　Xiao Ou Shu, Ying Zheng, Hui Cai, Kai Gu, Zhi Chen, Wei Zheng, and Wei Lu, "Soy Food Intake and Breast Cancer Survival." *Journal of the American Medical Association* 302, no. 22 (2009): 2437–2443.

9　Jia-Yi Dong, and Li-Qiang Qin, "Soy Isoflavones Consumption and Risk of Breast Cancer Incidence or Recurrence: A Meta-Analysis of Prospective Studies," *Breast Cancer Research and Treatment* 125: 315–323.

10　同註8。

11　International Agency for Research on Cancer, "IARC Monographs Evaluate Drinking Coffee, Maté, and Very Hot Beverages," World Health Organization, June 15, 2016, https://www.iarc.who.int/wp-content/uploads/2018/07/pr244_E.pdf.

12　Davaasambuu Ganmaa, Walter C. Willett, Tricia Y. Li, Diane Feskanich, Rob M. van Dam, Esther Lopez-Garcia, David J. Hunter, and Michelle D. Holmes, "Coffee, Tea,

Caffeine and Risk of Breast Cancer: A 22-Year Follow-Up," *International Journal of Cancer* 122, no. 9 (2008): 2071–2076.

13 搜狐，〈少女喝珍珠奶茶致便秘，求醫竟是百粒「珍珠」塞滿腸胃〉，搜狐，2019 年 6 月 6 日，https://www.sohu.com/a/318927429_120044748。

14 參考 World Health Organization, "Breast Cancer," World Health Organization, July 12, 2023, https://www.who.int/news-room/fact-sheets/detail/breast-cancer.

15 香港特別行政區政府食物安全中心，〈食物標籤與營養標籤〉，食物安全中心，2023 年，https://www.cfs.gov.hk/tc_chi/consumer_zone/safefood_all/food_nutrition_labelling.html。

16 食物安全中心，〈鈉：事實與迷思〉，香港特別行政區政府食物安全中心，2023 年 12 月 18 日，https://www.cfs.gov.hk/tc_chi/programme/programme_rdss/Sodium_Facts_and_Myths_for_Consumers.html。

17 綠領行動，〈疫情釀膠災 港人每週消耗逾 1.018 億外賣即棄塑膠 抗疫時不忘絕膠 自救亦要救地球〉，綠領行動，2020 年 4 月 9 日，https://drive.google.com/file/d/10jjAGSpo6_4mw0qy5FjRshbVVzGiqRck/view。

18 Yufei Wang, and Haifeng Qian, "Phthalates and Their Impacts on Human Health," *In Healthcare* 9, no. 5: 603.

19 食物安全中心，〈燒烤肉類含多環芳香族碳氫化合物（PAHs）〉，香港特別行政區政府食物安全中心，2018 年 6 月 7 日，https://www.cfs.gov.hk/tc_chi/programme/programme_rafs/programme_rafs_fc_01_06_pah.html。

20 轉引自消費者委員會，〈新年「油」健康開始！〉，消費者委員會，2019 年 2 月，https://www.consumer.org.hk/tc/shopping-guide/sub-article/2019-cny-oil。

21 Gary E. Fraser, Karen Jaceldo-Siegl, Michael Orlich, Andrew Mashchak, Rawiwan Sirirat, and Synnove Knutsen, "Dairy, Soy, and Risk of Breast Cancer: Those Confounded Milks," *International Journal of Epidemiology* 49, no. 5 (2020): 1526–1537.

22 同上註。

23 編者註：有研究證實能在燕窩檢測到表皮生長因子，可促進細胞再生。研究並沒有直指表皮生長因子與癌細胞有關連，但因其特性，外界擔心表皮生長因子會增加癌細胞生長。相關研究參考 Y. C. Kong, W. M. Keung, T.T. Yip, K. M. Ko, S. W. Tsao, and M. H. Ng, "Evidence that Epidermal Growth Factor is Present in Swiftlet's (Collocalia) Nest," *Comparative Biochemistry and Physiology. B, Comparative Biochemistry* 87, no. 2 (1987): 221–226。

24 衛生署衛生防護中心，《香港癌症策略 2019 ——第三章：預防和篩查》（衛生署、食物及衛生局、醫院管理局，2019 年 7 月），https://www.chp.gov.hk/files/pdf/aw_report_tc_web_chapter3.pdf；衛生防護中心、衛生署，

《進食加工肉類的健康風險》（衛生防護中心、衛生署，2021年6月），https://www.chp.gov.hk/files/pdf/ncd_watch_june_2021_chin.pdf。

25　World Health Organization, "Aspartame Hazard and Risk Assessment Results Released," World Health Organization, July 14, 2023, https://www.who.int/news/item/14-07-2023-aspartame-hazard-and-risk-assessment-results-released.

26　聯合國新聞，〈世衛組織建議不要使用非糖甜味劑來控制體重〉，聯合國，2023年5月15日，https://news.un.org/zh/story/2023/05/1117927。

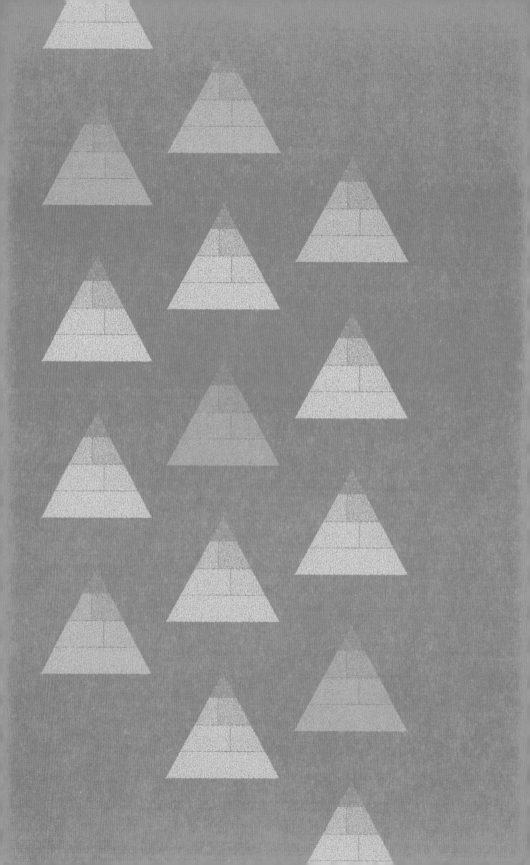

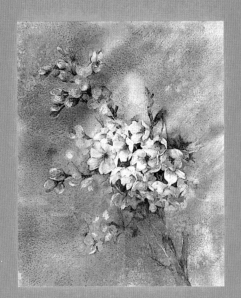
《春日芳菲》

健康飲食以均衡為大前提，多進食新鮮及清淡的食物，每天吃五份以上的蔬果，可減低患上乳癌風險。

07
食得有營

▲ 新食物金字塔

2005年美國農業部推出了一個修正版的「健康飲食金字塔」（Healthy Eating Pyramid），取代1992年沿用已久的「食物金字塔指南」（Food Guide Pyramid）。新舊食物金字塔主要分別在於兩方面：

第一，舊的金字塔強調「脂肪有害，碳水化合物有益」，但其實不是所有含碳水化合物的食物都對大腦有益，相反有些油類是維持大腦健康必需的元素。所以，新修正的飲食金字塔建議，要攝入植物類健康的油（如橄欖油、菜籽油等植物油）和健康碳水化合物（如全麥麵包、燕麥片、糙米等全穀類食物），減少精製澱粉，如白麵包、米麵類的部分；多食蔬果，適量攝入健康蛋白質（如堅果、豆類、魚類、禽類和蛋類），同時儘量少食紅肉、奶、油、高糖份食物。

第二，新修正版本的金字塔底部加入了一項全新元素，不是甚麼食物，而是強調「每日運動」和「保持體重」的重要性，此舉更能有效預防長期疾病，包括心血管疾病和癌症。

2011年美國農業部推出「我的餐盤」（MyPlate），替代了「我的金字塔」（MyPyramid）。其內容基本上與修正版的「健康飲食金字塔」相同，只是將魚肉、家禽類和堅果、豆類歸納至「健康的蛋白質」，並用餐盤取代金字塔造型來規劃健康平衡膳食。

香港的「健康飲食金字塔」奉行的飲食原則，以穀物類為主，並多吃蔬菜及水果，進食適量的肉、魚、蛋和奶類及其代

替品，減少鹽、油、糖分，以求達致飲食均衡、促進健康。參考衛生防護中心的意見，每人每日應該做到「水果蔬菜2＋3」，即每天進食最少兩份水果及三份蔬菜（一份蔬菜＝半個飯碗蔬菜，一份水果＝一個中型生果）。

其實，無論哪種飲食金字塔，筆者認為飲食之道在於均衡飲食，避免只側重攝取單一食物，這樣才能食得有營，減低患上乳癌風險。

▲ 素食者如何食得有營

近年興起素食潮流，素食者認為食素不但有益健康，也能支持環保、保護動物。都市人大多無肉不歡，經常吃高脂食品令體重增加，潛藏了患乳癌的風險。所以，理論上，素食者較嗜肉者更能控制體重，因此前者患癌的風險亦較後者低。

根據2018年《香港乳癌資料庫簡報》的病例對照研究資料結果指出，[1] 更年期後而又茹素或飲食含豐富蔬果的婦女，患上乳癌的風險減少21%。

所謂素食，泛指一種以植物為主要食糧，同時不進食部分或全部動物的肉、內臟及其製品的飲食模式。植物性食物大都是高纖、低脂和低熱量，且不含膽固醇。這不但增加進食時的飽肚感，亦有助預防便秘、減低膽固醇過高和體重上升的機會。另外，蔬果和豆類含有豐富的抗氧化物和植物化學物，能增強抵抗力，有助減低患上慢性疾病的機會。

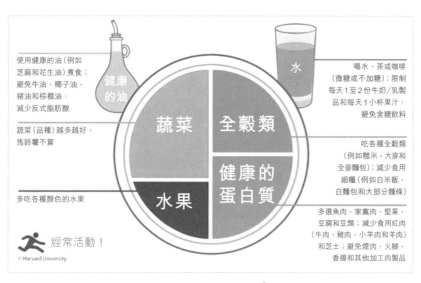

使用健康的油(例如芝麻和花生油)煮食;避免牛油、椰子油、豬油和棕櫚油,減少反式脂肪酸

蔬菜(品種)越多越好,馬鈴薯不算

多吃各種顏色的水果

經常活動!
© Harvard University

健康的油

蔬菜

全穀類

水果

健康的蛋白質

水

喝水、茶或咖啡(微糖或不加糖);限制每天1至2份牛奶/乳製品和每天1小杯果汁,避免含糖飲料

吃各種全穀類(例如糙米、大麥和全麥麵包);減少食用細糧(例如白米飯、白麵包和大部分麵條)

多選魚肉、家禽肉、堅果、豆腐和豆類;減少食用紅肉(牛肉、豬肉、小羊肉和羊肉)和芝士;避免煙肉、火腿、香腸和其他加工肉製品

圖7.1　健康飲食餐盤[2]

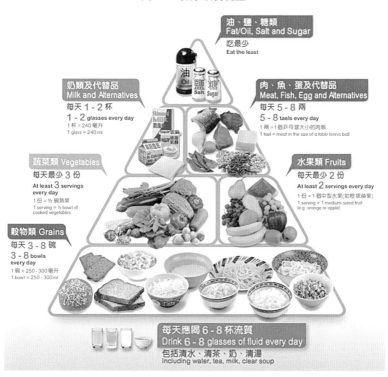

圖7.2　成人健康飲食金字塔(18–64歲)[3]

然而，素食並不一定代表健康，「不健康」的素食對於健康反而是有害的。有素食者以為進食加工食品素肉，可以攝取足夠蛋白質。但消費者委員會在2019年測試35款預先包裝素肉，[4] 發現種種問題，包括六成樣本屬「高鈉」食物，而全部樣本的營養標籤都未完全符合食物安全中心指引要求，有的總脂肪含量超出標示含量；有一些樣本檢出豬和魚的基因。

那素食者怎樣才可以食得有營？避免高鹽高油、大量精緻澱粉，亦可選用健康植物油作煮食。若果要彌補素食可能造成的蛋白質不足，應食用多元化的果實、種籽、乾豆類和大豆製品，蛋素食者可從蛋類食物吸收高質素的蛋白質，奶素食者應進食適量的低脂奶類及代替品。

筆者認為，無論採用素食與否，更重要的是注意飲食均衡和培養良好的生活習慣，否則素食者的健康生活理念，只會是「有名無實」。

▲ 防癌必需品 —— 纖維

眾所周知，膳食纖維有助腸道健康，且能防癌，原因是它能增加腸道蠕動，縮短致癌物在身體內逗留的時間，有助預防大腸癌、乳癌及胰臟癌。

膳食纖維是由植物而來的營養，雖然它不能被人體所吸收和消化，卻對維持健康非常重要。膳食纖維大致可分為水溶性

及非水溶性兩種：水溶性纖維主要來自豆類、麥皮、水果，可與油脂物結合並排出體外，有助降低血液中膽固醇和維持血糖於正常水平。非水溶性纖維主要來自全穀物食物及蔬菜，吸收水分後會變軟發大，促進腸臟蠕動，有助預防便秘，減少宿便及致癌物質在腸道囤積。

由於膳食纖維熱量很低，且能增加飽肚感，能避免進食過量，故能有助控制體重。長期的高纖飲食亦能減低大腸癌的風險。

另外，蔬果除了含豐富纖維素，也含有多種防癌植化物，如抗氧化營養素、靛基質 (indole)、蒜素 (allicin)、異黃酮 (isoflavone) 和葶酮 (carvenone) 等。植化物是植物製造出來保護自己的物質，以對抗過濾性病毒、細菌和真菌等。所以多吃蔬果，自然有防癌功效。哈佛大學陳曾熙公共衛生學院一項大型研究指，[5] 女性在青少年時期多攝入高纖維食物，包括水果和蔬菜，會較青少年時少攝入高纖維的女性更能降低乳癌風險。

根據衛生防護中心建議，成年人及青少年每天應攝取不少於25克的膳食纖維。然而，大部分香港人每日進食的纖維不超過12克，與標準還有一段距離。

要攝取足夠的纖維，每天可進食三片全麥麵包或一至兩碗麥皮、兩至三個水果及一兩碗蔬菜，並多吃比較高纖維的食物，便很容易達到這標準。同時要多飲開水，最好八杯以上，便能防止便秘及減少宿便。

▲ 低鹽低鈉飲食預防癌症

眾所周知，高鹽、高鈉飲食有許多壞處，會導致高血壓、心血管疾病及水腫等風險。最近研究發現高鹽飲食更會削弱免疫系統。

該項研究在 2020 年發表於學術期刊《科學》(Science)，[6] 其來自德國的研究團隊對老鼠和志願者進行實驗，發現比起被餵正常或低鹽飲食的老鼠，被餵高鈉飲食的老鼠的腎臟中細菌的含量高出四至六倍。其免疫系統細胞之一的中性粒細胞 (intrarenal neutrophils) 的殺菌能力亦明顯下降。而志願者每天攝入 12 克鹽 (相等於兩頓快餐的鹽含量)，一週後的血液檢查中亦發現他們體內免疫系統出現問題。可見，過量攝入鹽分會削弱免疫系統的重要功能。

另外，高鈉飲食除了影響人體免疫系統，還會增加罹患胃癌的風險。進食太多鹽會造成胃壁正常細胞黏膜受刺激，損害胃膜，反覆下來會造成腺體增生、發炎，導致胃癌。以往冷藏技術並不發達，為了延長食物的保存時間，人們都藉助鹽來醃製如酸菜、小菜、蘿蔔乾等的食物。現今科技較發達，除了偶爾利用鹽醃食物來增添食物風味，實在不必餐餐「鹹魚撈飯」。

根據世衛建議，每名成年人每日的鈉攝取量應少於 2,000 毫克 (即略少於一平茶匙食鹽)。以健康飲食金字塔來說，鈉、脂肪和糖同位於金字塔頂層，應該「吃最少」。因此，大眾應留意並適量食用鈉含量過高的食品，例如麵包。消委會一項調查

指出十款市面常見的麵包中，一成半樣本屬高脂或高鈉，且驗出腸仔包及芝麻包每100克分別含540及630毫克鈉。早晚吃一個腸仔包，再加上正餐，很容易超過每日鈉攝取量。

如果要遵循低鈉飲食，最好選擇新鮮食品，避免鹹食，同時多在家做飯，就更能控制鹽攝取量！

▲ 平價補品 —— 雞蛋

女士們總喜歡張羅各種各樣的補品，以達致滋陰養顏、補身的效果，並以為越貴的補品就越好。部分乳癌病人在完成治療後，總喜歡問筆者有甚麼保健產品可以推薦，其實在日常生活中，我們隨手可以找到很多有營養價值的「補品」，而且價格低廉，當中雞蛋可說是我們大眾的「平價補品」。

別小看一顆零售價數元的雞蛋，一日一顆雞蛋足夠補充人體一天所需的營養。以往很多人認為只吃蛋白，不吃蛋黃，擔心蛋黃含高膽固醇，導致心血管疾病。但這個觀點近年已被重新定論。研究團隊在英國醫學期刊《心臟醫學期刊》(Heart) 發表報告，[7] 用近九年時間追蹤50萬名30到79歲來自中國的健康成人，數據發現，每天吃雞蛋的人罹患出血性中風風險降低26%，患心臟病的風險降低12%。

雞蛋是蛋白質的絕佳來源，其蛋白質中含有人體所需的氨基酸，適量攝取可改善體能和免疫功能、修補細胞和有助提高

新陳代謝，對孕婦和癌症病人尤其重要。至於蛋黃含有維他命A、D及E、葉酸、奧米加－3脂肪酸等，所以不吃蛋黃便錯失良物了。

雖然一顆雞蛋膽固醇含量約180至260毫克，但據美國康乃狄克大學 (University of Connecticut) 的研究報告指出，[8] 一顆「全蛋」能夠降低總膽固醇，並增加高密度脂蛋白 (即high-density lipoprotein, HDL；好膽固醇) 的量，維護心血管健康。其實，人體所需的膽固醇，大概七至八成是由肝臟製造，只有一至兩成是從飲食中攝取的。因此，食物中的膽固醇不是導致心血管疾病的主因，我們無須避免進食雞蛋。[9]

早餐筆者喜歡焓蛋，因其卡路里最低，約80卡路里。只要將雞蛋冷水下鍋，大火燒開煮六至八分鐘，然後關火蓋上鍋蓋，待五至六分鐘後才撈出雞蛋食用。

雞蛋是一種健康低熱量的食品，可說是老少皆宜。大家在想著如何進補時，千萬別遺忘生活中最樸實天然的「補品」──雞蛋！

▲ 蒜的神奇功效

別小看一顆小小的白色蒜頭，除了用作煮食外，坊間流傳蒜的功效多多，食用蒜頭可以幫助身體對抗傷風感冒、殺菌、增強免疫力，甚至可以防癌，究竟蒜有甚麼營養價值呢？

翻查資料，大蒜入藥的歷史已相當悠久，至少已有四千多年的時間，在人類早期的醫學記錄中，包括中國《本草綱目》，對有關大蒜防治疾病的描述林林總總。在古代中國，大蒜常被用於治療哮喘、結核病、闌尾炎、瘧疾、腫瘤等多種病症。

曾獲1952年度諾貝爾和平獎、在非洲行醫五十多年的德國哲學家兼人道主義醫生阿爾伯特・史懷哲（Albert Schweitzer），就曾利用大蒜來為病人治療疾病。第一次世界大戰時，以蒜汁浸泡成的糊劑也曾成功地預防了壞疽。

時至今日，科學家發現，大蒜含有多種對人體有益的營養成分，包括蒜素、維他命B、C、磷、鉀、鈣、蛋白質等，可以降低膽固醇和高血壓，並具有抗菌感染和抗癌的作用。

每當拍碎蒜頭，總是迎來一陣陣嗆鼻的氣味，原因是蒜頭內含有的蒜素是一種強效抗微生物劑。蒜素能增強體內免疫系統的運作，有助清除消化道的致癌毒素。事實上，蒜頭、洋蔥、蔥、大蒜和韭菜等都含豐富的蒜素。經烹調的蒜，其功能會稍減，但是若果將蒜頭切碎後十分鐘後才烹煮，則可保持較多功能。

《飲食與癌症》引述中國研究顯示，[10] 每日進食蒜頭20克（7粒）比每日進食1克的人士，患胃癌的機會低13倍。美國亦有調查報告指出，[11] 每星期進食蒜頭一次，有助減低患直腸癌的機會。不過進食蒜頭精華補充品，效果則未被確認。

俗語說：「蒜頭是個寶，常吃身體好」。但各位要認清自己身體狀況，千萬不要吃過頭！

▲ 生薑是防癌食物嗎？

每當天氣轉冷，如果能夠呷一口薑茶，一股暖流頓時湧上心頭。事實上，薑的功效不僅能驅寒、除濕，而且能提升身體免疫力、改善血液循環，據說薑亦有防癌功效。

生薑因有特殊藥效及保健作用，因此在各地備受推崇。過去科學界一直研究生薑與抗癌的關連性，希望以生薑較天然的成分，製造出安全及具成本效益的抗癌藥物。有研究指，生薑對腸胃癌[12]和肝癌[13]有抗癌作用。但亦有研究反駁，[14]指臨床試驗所獲得的結果並不一致，有部分關於生薑抗癌的臨床試驗研究因而被駁回。所以，到底生薑在預防和治療癌症方面發揮甚麼程度的作用，仍需要深入探討。

日本「生薑之父」石原結實醫師提出「生薑是良藥」，帶動日本人食薑風潮。他在《生薑不思議》一書中寫道，[15]靠著生薑的薑酮 (zingerone)、薑烯酚 (shogaol)、薑辣素 (gingerol) 等辣味成分，能預防癌症。石原結實引用美國明尼蘇達大學的研究指，植入大腸癌細胞的實驗鼠，吃了混合生薑抽取液的飼料，15天後腫瘤數目比吃普通飼料的老鼠少很多。

站在中醫角度，冬天天氣乾燥和寒冷，此時陽氣相對不足，易受寒邪入侵。生薑有祛風、健胃和散寒等功效，尤其產後婦女身體虛弱，需要服用薑進補。另外，薑裏頭的辛辣成分，像是薑烯酚，會使得人體的微血管擴張，血液流動得更暢順，體溫升高，亦會增加身體的代謝率，燃燒脂肪。

踏入冬天，很多女士都會出現手腳冰冷的問題，薑茶或薑湯能緩解手腳冰冷，讓身體暖和。但注意，肝病患者不宜吃生薑，因為生薑的辛辣成分會增加肝的負荷。在空肚的情況下，薑茶可能會導致腸胃不舒服、脹氣、胃灼熱。如果你在睡前喝薑茶，可能會導致失眠。此外，中醫認為，薑茶適合寒性體質者，或風寒感冒初起發冷時飲用。若本身體質燥熱、陰虛火旺，飲薑茶可能「火上加油」，會令口乾、皮膚乾、便秘等症狀加劇。飲用薑茶的時間亦不宜在黃昏後，不然或會影響睡眠。如有疑問，可請教註冊中醫師。

▲ 不可不知的番茄紅素

美國人愛說：「每日一蘋果，醫生遠離我」。歐洲人卻說：「天天吃番茄，不必求醫生」。

番茄，曾榮登美國時代雜誌（*TIME*）「十大風雲食物」（10 Foods That Pack A Wallop）的榜首，為中西餐中主要食物，一直以來，世人對於它的熱愛始終不減。番茄本身含有大量的茄紅素（lycopene），經過多年的研究，茄紅素被證實能提高人體的免疫力。

翻查資料，中國在明朝始有番茄，因為傳自西方，因此稱為「番」茄，又因長得像柿子，中國稱之為「西紅柿」。

番茄之所以備受推崇，就是因為其紅通通的果實中，含有豐富天然的抗氧化劑——茄紅素。茄紅素是類胡蘿蔔素（carotene）家族的成員之一，存於天然植物中，最早在番茄中被發現，雖然也能在其他紅色蔬果如西瓜和西柚中找到，但番茄中的茄紅素含量名列前茅，而且越紅越熟的番茄，其營養價值越高。

茄紅素的魅力，來自於強大的「三力」：抗氧力、免疫力、防癌力。其抗氧力就是 β-胡蘿蔔素的兩倍、維他命E的一百倍，也能對抗自由基（free radical）對細胞的破壞，有助降低患前列腺癌、胰臟癌、胃癌、乳癌、子宮頸癌的風險。除番茄外，西瓜、西柚、木瓜、石榴、芒果、杏脯等亦蘊含豐富的番茄紅素。

有些人喜歡生食番茄，以為可直接吸收當中的茄紅素，事實卻非如此。新鮮番茄的茄紅素為人體不易吸收的反式茄紅素，但經加熱後其結構會轉化為易被吸收的順式茄紅素。因此有專家建議，以攝取番茄製品取代生食番茄，特別是像番茄汁、番茄醬這類番茄製品，多了破碎、加熱以及榨汁等加工破壞的程序，更能快速釋放茄紅素，吸收的營養價值比直接生食番茄高三倍以上。

▲ 慎選烹調方式降脂肪攝取

筆者經常提醒女士們要注意飲食，避免吃喝高脂肪和高糖分的食物和飲品，因為過重或肥胖是患上乳癌的高危因素之

一。而飲食脂肪的來源，除了食物本身外，烹調方式也會影響食物的脂肪含量，如果能夠選取適當烹調方法，說不定可以減少食物的脂肪量。

《飲食與癌症》引述研究測試100克雞髀烹調前後的熱量，雞髀在烹調前為187卡路里，炆煮後達到220卡路里；烤焗的方法也有232卡路里；如果油炸，熱量會增至達273卡路里，是眾多烹調方法中最高。這顯示如果烹調方法不當，也可能會使原本低脂的食物變成高脂。

烹調食物應多採用蒸、煮、灼、焗的煮食方式，減少油炸。食油方面，橄欖油應是最健康之選，但由於橄欖油在煮食時容易產生大量油煙，故比較適合用作沙律油。芥花籽油是煮食用最理想的選擇，它含有較高單元不飽和脂肪酸，有助降低多種癌症的病發率(更多有關食油的部分，請見「慎選食用油保健康」部分，頁79)。

我們應避免食煎炸油膩食物，因為食物在炸的過程中，過高的油溫不僅會破壞各類營養物質，而且會產生化學性污染。早於2002年瑞典國家食物局首次發現經高溫處理，[16] 含碳水化合物的食物(尤其是薯類)含丙烯酰胺(acrylamide)，一種有毒及可能令人類患癌的化學物，有關結果引起了各國及公眾的關注。

另外，我們應儘量少用烤的烹調方式，因為烤會破壞食物中的維他命，有些食物在烤的過程中會產生化學性污染物，如脂類含量豐富的食物，在明火烤製過程中會產生多環芳香族碳氫化合物(polycyclic aromatic hydrocarbons, PAHs)，比如苯並芘(benzopyrene)。

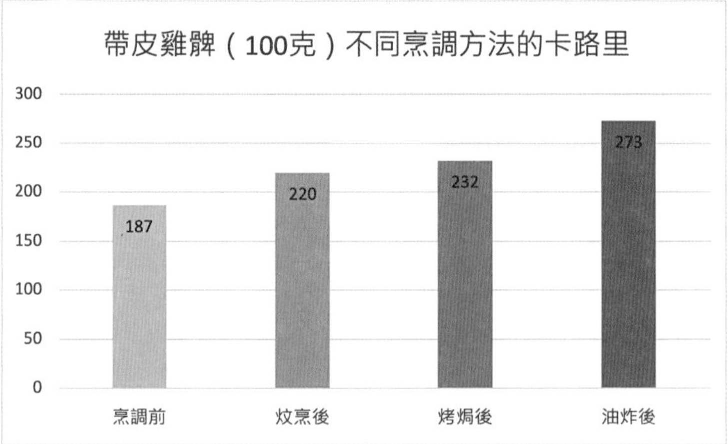

帶皮雞髀（100克）不同烹調方法的卡路里

圖7.3　隨烹調方式而變的食物脂肪及熱量[17]

　　大家不妨多留意食物烹調方式，例如燴魚比炸魚少油；焗薯或炘薯比炸薯條健康；菜湯比忌廉湯脂肪及熱量都少；麵包可選麥包以增加纖維。從生活細節著手，食得健康又有營！

▲ 「百益果王」木瓜

　　相信不同年齡的女士，都曾經在朋輩間聽說木瓜的傳聞。青少年發育時期，多喝木瓜鮮奶有豐胸的作用；懷孕時，多喝木瓜魚湯有催奶的作用。凡此種種，都令女士們聯想木瓜與乳房是有關連，擔心多吃木瓜會否與乳癌有關？

　　木瓜是有益的食物，民間稱之為「百益果王」。木瓜含有胡蘿蔔素和豐富的維他命C，有很強的抗氧化功能，幫助身體修復組織，有減低子宮頸癌和乳癌等癌症風險的作用。木瓜纖維

含量高，還有助促進腸胃蠕動，適量吃當然無妨。對於網上有傳聞指，由於木瓜是豐胸食物，所以乳癌患者要敬而遠之，其實是沒有事實根據。

有一種說法指，木瓜酵素(木瓜蛋白酶；papain)和維他命A能刺激女性荷爾蒙分泌，有助豐胸。但事實上，我們把木瓜吃進肚裏，木瓜酶會被胃蛋白酶分解，失去酶的活性，根本沒法發揮作用。維他命A也沒有刺激雌激素分泌的作用，因此木瓜豐胸的說法是沒有根據的。

所謂過猶不及，適可而止才是最好的養生之道。雖然很多資料指木瓜是有益的抗癌水果，[18] 但怎樣吃、吃多少，大家要注意一下。由於木瓜很甜、糖分也高，一碗冰糖雪耳燉木瓜湯水對糖尿病患來說就未必適合。

要乳房健康及預防癌症，除了木瓜外，蔬果含大量的維他命，好像紅色、黃色蔬果含大量維他命A，橙、奇異果、士多啤梨、西蘭花就可找到維他命C，肉類及豆類則含鋅(zinc)。由於這些食物中的植物化學成分(phytochemicals)，是一種抗氧化物，能增強免疫系統的機能，也可減低致癌物質。

▲ 牛油的替代品 —— 牛油果

香港人喜歡光顧茶餐廳，西多士、奶油多更是下午茶必食之選。雖然味道香脆可口，但當中用上的牛油潛藏不少健康風險。消委會在2022年曾對牛油作出檢測，[19] 發現逾五成樣本檢

出致癌物，多數為人造牛油，惟含量未超歐盟標準。其實，有一種自然配方可取代牛油塗抹在麵包上，那就是牛油果！

牛油果原產於中美洲，被稱為「森林的牛油」或是「窮人的牛油」，其營養成分高，與其他一般水果不同，幾乎沒有澱粉或糖類，所以沒有甜味，但當牛油果完全成熟後，其口感順滑像牛油，因此被稱為牛油果或黃油果。

牛油果屬高熱量及營養豐富的水果。一個牛油果含大概相等於一碗白飯的熱量。大部分牛油果熱量來自脂肪，脂肪含量相等於六茶匙油分，其單元不飽和脂肪酸所佔比例約七成，因此能降低體內低密度脂蛋白膽固醇（壞膽固醇）水平，保持血管暢通，對健康有裨益。

此外，牛油果所含的膳食纖維素亦非常豐富，一個牛油果已能提供到成年人每天建議膳食纖維攝取量的三分之一，有助維持腸道健康，並降低罹患結腸癌的風險。由於纖維含量高，吃罷會有飽腹感，能夠減輕再吃其他東西的意慾，因此被不少女士視為減肥恩物。不過由於牛油果屬高熱量食物，始終不宜吃得太多，營養師建議每日半個就足夠。

要製作類似的牛油果醬非常簡單，只要將熟透的牛油果加少許檸檬汁、鹽和黑胡椒拌勻即成，若是講究點，可加少許洋蔥、番茄粒。

除了食果肉，牛油果的果核亦對身體有益，有研究指果核含有的 Avocatin B 化合物有抗癌特性。[20] 雖然如此，但當中的成分遠達不到抗癌的標準，且需要精粹提取，不宜直接食用。

▲ 服食乳癌標靶藥慎吃柚子

有乳癌基金會義工問筆者：「服食乳癌標靶藥，是否就不能吃柚子？」該名義工的朋友正進行乳癌標靶藥治療，聚餐時提醒友人不能吃柚子沙律，擔心柚子與標靶藥相沖。

柚子主要出產於中國南方地區，種類繁多，常見有西柚、沙田柚、蜜柚、紅心蜜柚、文旦柚等。柚子肉營養價值很高，含有豐富的維他命C及胡蘿蔔素等成分，有助身體吸收鈣及鐵質；也含有天然葉酸，對孕婦有益。

香港醫院藥劑師學會指出，[21] 柚子類水果含有香豆素（furanocoumarins），會阻礙身體自然分解藥物，有機會令人體吸收過量的藥物成分，使藥效加劇，有更大機會出現副作用。柚子與部分藥物如降膽固醇藥、降血壓藥、抗癌標靶藥及安眠藥等相沖，不應同時食用。

目前未有研究顯示這些藥物與西柚同服後，會因藥效增加而出現藥物中毒的情況，相反擔心增加藥效的副作用，特別是抗乳癌、血癌、肺癌及腎癌的標靶藥，其中治療乳癌的標靶藥Palbociclib、Everolimus、Lapatinib等會與西柚相沖，副作用多是腹瀉及影響肝酵素。

有不少病人以為，只要將服藥及吃西柚的時間相隔6至8小時，便可以避免副作用，然而因藥物在血液循環系統為24小時，所以對於長期服藥者來說，應避免吃柚子，以免影響藥物療效。

另外，西柚汁是廣為人知可能與藥物產生相互作用的一種
果汁，受影響的藥物範圍甚廣，如他汀類（Statin）降膽固醇藥、
降血壓藥、薄血藥、含雌激素的口服避孕丸、三環類抗抑鬱藥
等。病友們不妨選擇橙汁取代西柚汁。

事實上，西柚與不少藥物相沖，不論飲果汁或吃果肉皆有
影響，長期服藥者宜避免進食。同時，病友最好諮詢醫生，清
楚了解服用的藥物是否會受西柚影響。說到底，坊間有多種新
鮮水果可取代西柚，例如甜橙、柑等；維持均衡飲食，才是癌
症患者的健康良方。

▲ 十字花科蔬菜的防癌功效

提起十字花科蔬菜，相信大家都不會陌生，它可是個龐大
家族，幾乎佔了蔬菜的一半。由於其營養豐富，並具有預防和
抑制腫瘤、抗氧化等功能，因此在各種蔬菜中被受推崇。

世衛建議，每天進食400克以上的蔬果可增強抵抗能力，
減低疾病及癌症發病率。

芸芸蔬菜中，十字花科蔬菜具抗炎、抗癌功效。食品科學
期刊《食物與功能》（Food and Function）曾指出，[22] 十字花科蔬菜
含有豐富的抗癌成分 —— 芥子油苷的含硫化合物（sulfur-
containing glucosinolates），有助降低患上大腸癌、胃癌、肺癌和
前列腺癌的風險。十字花科蔬菜中，較多人認識西蘭花、椰菜
花，其實還包括椰菜、芥菜、白菜、捲心菜等。

根據美國國家癌症研究所指出，[23] 這種芥子油苷的含硫化合物是帶給十字花科蔬菜刺鼻氣味及苦澀味道的原因。它能分解成各種活成化合物，包括靛基質及異硫氰酸酯 (isothiocyanate)。在動物實驗中，這些活性化合物能保護細胞免受DNA破壞，抑制多個器官的癌症，包括膀胱、乳房、結腸、肝臟、肺和胃。因此，十字花科蔬菜被視為對人體有抗癌功效。

另外，十字花科蔬菜還含有豐富 β-胡蘿蔔素、維他命C、E、K、葉酸、鉀、鈣、鎂、膳食纖纖維等多種營養素。

不過，這種「最健康的食物」並非所有人都適合食用，當中有三大類人士需要注意進食的分量：包括腎功能欠佳、凝血功能異常和腸道功能欠佳人士。以西蘭花為例，因它含豐富鉀質，腎功能欠佳人士若攝取過量，恐怕會對腎臟造成負擔。西蘭花本身含豐富纖維，所以對腸道功能欠佳人士而言相對難消化，容易引致消化不良。

▲ 「超級食物」如何「超級」？

外國早年已流行「超級食物」(superfood)。根據牛津字典的定義是：「對健康非常有益，且能預防疾病的食物」。雖然有人認為這是行銷的技倆，並沒有得到官方醫學組織認證，亦非醫學名詞。但營養學家普遍認為，將超級食物結合成為健康飲食的一部分，奉行均衡飲食原則，配合恆常運動，身體自然健康！

《哈佛健康雜誌》(*Harvard Health Publications*) 有一篇文章關於「超級食物」,[24] 大家不妨參考。十大超級食物包括:莓果、魚類、深綠色蔬菜、堅果、橄欖油、全穀物、乳酪、十字花科蔬菜、豆類和番茄。不難發現,當中一半都屬於蔬菜和水果類。

舉例說:顏色鮮艷的莓果,味道鮮甜,含豐富的抗氧化物及各種營養素,非常適合作為健康的零食。藍莓、蔓越莓(又稱小紅莓)、黑莓、黑加侖子、士多啤梨等,都被泛指為莓果的一種,其中藍莓更含有富豐花青素,具有抗氧化力。

抗氧化營養素包括胡蘿蔔素、維他命C、E及微量元素硒等,其主要功能是抑制在新陳代謝過程中產生的壞分子「自由基」對細胞的破壞。自由基侵襲和氧化體內的細胞,使細胞有癌變的機會。抗氧化營養素有能力制衡這些自由基,阻止癌變。

至於深綠色蔬菜,如菠菜、羽衣甘藍、芥菜等,可為身體提供維他命A、C、鈣質、葉酸、鐵質等營養,而且豐富的膳食纖維能增強飽腹感。

超級食物好處多,每一項都能提供人類所需的重要營養素。然而,哈佛的醫學文章強調,[25] 人類不能靠單一飲食獲取所有營養,所以均衡飲食是很重要的。

註 釋

1 香港乳癌資料庫，〈香港婦女罹患乳癌的風險因素：病例對照研究〉。

2 哈佛大學公共衛生學院、哈佛醫學院，〈健康飲食餐盤（Chinese—Traditional）〉，哈佛大學陳曾熙公共衛生學院，出版年不詳，https://www.hsph.harvard.edu/nutritionsource/healthy-eating-plate/translations/chinese_traditional/。

3 衛生防護中心、衛生署，〈成人健康飲食金字塔（18–64歲）〉，衛生防護中心、衛生署，2020年，https://www.chp.gov.hk/files/her/exn_nutp_030bp.pdf。

4 轉引自消費者委員會，〈素肉含肉類成分，到底是素還是肉？〉，消費者委員會，2019年8月15日，https://www.consumer.org.hk/tc/media-library/image/514-vegetarian-meat2。

5 Maryam S. Farvid, A. Heather Eliassen, Eunyoung Cho, Xiaomei Liao, Wendy Y. Chen, and Walter C. Willett, "Dietary Fiber Intake in Young Adults and Breast Cancer Risk," *Pediatrics* 137, no. 3 (2016): 1–11.

6 Katarzyna Jobin, Natascha E. Stumpf, Sebastian Schwab, Melanie Eichler, Patrick Neubert, Manfred Rauh, Marek Adamowski, et al., "A High-Salt Diet Compromises Antibacterial Neutrophil Responses Through Hormonal Perturbation," *Science Translational Medicine* 12, no. 536 (2020): eaay3850.

7 Chenxi Qin, Jun Lv, Yu Guo, Zheng Bian, Jiahui Si, Ling Yang, Yiping Chen, et al., "Associations of Egg Consumption with Cardiovascular Disease in a Cohort Study of 0.5 Million Chinese Adults," *Heart* 104, no. 21 (2018): 1756–1763.

8 Catherine J. Andersen, Lindsey Huang, Fangyi Zhai, Christa Palancia Esposito, Julia M. Greco, Ruijie Zhang, Rachael Woodruff, Allison Sloan, and Aaron R. Van Dyke, "Consumption of Different Egg-Based Diets Alters Clinical Metabolic and Hematological Parameters in Young, Healthy Men and Women," *Nutrients* 15, no. 17 (2023): 3747.

9 麥雅儀，〈營養聚焦 —— 膽固醇飲食〉，香港營養師協會，2024年，https://www.hkda.com.hk/post/29?lang=zh。

10 轉引自香港防癌會，《飲食與癌症》（第十二版）。

11 同上註。

12 Sahdeo Prasad, and Amit K. Tyagi, "Ginger and Its Constituents: Role in Prevention and Treatment of Gastrointestinal Cancer," *Gastroenterology Research and Practice* 2015 (2015): 1–11.

13 Shafina Hanim Mohd Habib, Suzana Makpol, Noor Aini Abdul Hamid, Srijit Das, Wan Zurinah Wan Ngah, and Yasmin Anum Mohd Yusof, "Ginger Extract (Zingiber Officinale) Has Anti-Cancer and Anti-Inflammatory Effects on Ethionine-Induced Hepatoma Rats," *Clinics* 63, no. 6 (2008): 807–813.

14 Seyed Mostafa Nachvak, Davood Soleimani, Mehali Rahimi, Ali Azizi, Mehdi Moradinazar, Mohammad Hossein Rouhani, Behrouz Halashi, Abbas Abbasi, and Mahsa Miryan, "Ginger as an Anticolorectal Cancer Spice: A Systematic Review of in Vitro to Clinical Evidence," *Food Science & Nutrition* 11, no. 2 (2023): 651–660.

15 石原結實著，洪玉樹譯，《生薑不思議：日本生薑之父的實證、詳解與料理》（文經社，2017年）。

16 轉引自食物安全中心，〈部分受歡迎食物的丙烯酰胺含量〉，香港特別行政區政府食物安全中心，2021年1月28日，https://www.cfs.gov.hk/tc_chi/programme/programme_rafs/programme_rafs_fc_01_29_CHOICE_410.html。

17 香港食物安全中心，營養資料查詢系統（2017）。轉引自香港防癌會，《飲食與癌症》（第十二版）。

18 如：Sumana Saha, and Tapan K. Giri, "Breaking the Barrier of Cancer Through Papaya Extract and Their Formulation," *Anti-Cancer Agents in Medicinal Chemistry* 19, no. 13 (2019): 1577–1587.

19 消費者委員會，〈28款牛油、人造牛油及塗抹醬各有優劣 好壞脂肪酸和基因致癌物含量須慎選〉，消費者委員會，2022年9月15日，https://www.consumer.org.hk/tc/press-release/p-551-butter-and-margarine。

20 Eric A. Lee, Leonard Angka, Sarah-Grace Rota, Thomas Hanlon, Andrew Mitchell, Rose Hurren, Xiao Ming Wang, et al., "Targeting Mitochondria with Avocatin B Induces Selective Leukemia Cell Death," *Cancer Research* 75, no. 12 (2015): 2478–2488.

21 藥物教育資源中心，〈西柚與多種常用藥相沖 小心藥效「被加強」〉，香港醫院藥劑師學會，2016月10月4日，https://www.derc.org.hk/en/news-detail.php?id=83。

22 Sandi L. Navarro, Fei Li, and Johanna W. Lampe, "Mechanisms of Action of Isothiocyanates in Cancer Chemoprevention: An Update," *Food & Function* 2, no. 10 (2011): 579–587.

23 National Cancer Institute, "Cruciferous Vegetables and Cancer Prevention," National Cancer Institute, June 7, 2012, https://www.cancer.gov/about-cancer/causes-prevention/risk/diet/cruciferous-vegetables-fact-sheet.

24   Katherine D. McManus, "10 Superfoods to Boost a Healthy Diet," Harvard Health Publishing, October 3, 2022, https://www.health.harvard.edu/blog/10-superfoods-to-boost-a-healthy-diet-2018082914463.

25   同上註。

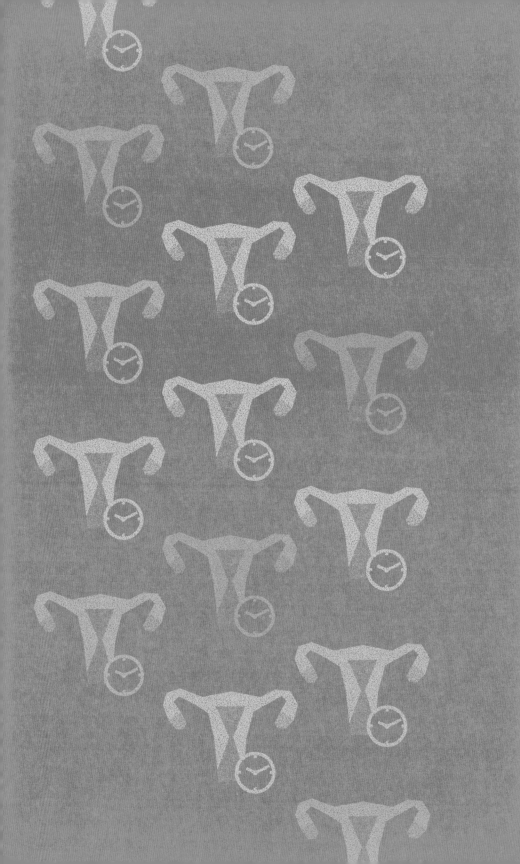

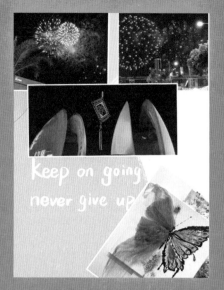

12歲前初經或55歲後停經的女性，因體內累積雌激素的時間延長，她們患上乳癌的風險比其他女性為高。

《平衡》

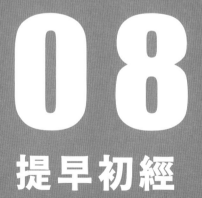

08
提早初經

提早初經恐增乳癌風險

《紐約時報》有文章引述美國專家發現，[1]有部分女孩自6、7歲就進入青春期，而世界各地都有醫生發現，新冠疫情期間青春期提前的個案上升。專家指這可能與肥胖、化學物質和壓力有關，但確實成因仍然未明。要知道，青春期提前長遠可能會引致罹患乳癌的風險提高。專家更進一步指出，在美國1990年代中期，女孩在平均10歲左右出現青春期第一個症狀——胸部發育，比以前的調查提早一年多，當時震驚醫學界。此後數十年來的研究證實，自1970年代以來，全球有幾十個國家的女孩青春期每十年就提前約三個月。

研究顯示婦女的生理現象，[2]例如提早初經(即12歲前來經)、延遲收經(即55歲後收經)、沒有生育和第一胎晚育(即35歲後)，都會增加她們一生中受雌激素影響的時間和程度，從而增加罹患乳癌的風險。相反，延遲初經、提早收經、有生育經驗和較早生第一胎都會減低乳癌的風險。

根據《香港乳癌資料庫第十五號報告》，在受訪乳癌患者中，初經的平均年齡為13.2歲，而14.1%患者有提早初經的情況。

其實，初經的早與遲受遺傳、營養、氣候及運動等因素影響。大量研究證實，[3]超重或肥胖的女孩往往比平均體重者更早開始月經。試想想，若果女孩從小過重或肥胖，越多的脂肪組織可儲藏大量雌激素，這解釋了為甚麼超重會使患乳癌的風險

增加。而且，相較青春期較晚的同齡兒童，青春期較早的女孩更容易出現抑鬱、焦慮、藥物濫用等心理問題，高度精神壓力也有可能誘發乳癌。

香港衛生署學生健康服務資料顯示，[4] 大部分女性會在10至15歲出現初經的的現象。倘若10歲前來經或超過15歲仍未來經，應請教醫護人員。

♉ 青春期乳房健康須知

女性的一生中，基本上有三個重要階段身體會出現明顯變化：青春期、生育期和更年期。而青春期是人生一個重要的階段，在這時期會面對生理和心理上的轉變，以預備邁向成人階段。

女性青春期一般在10至18歲之間發生，乳房在此時亦開始發育。在發育期間，有些少女會感到乳房脹痛；有些女孩的乳房發育，可能首先只有一邊乳房出現小幅度增大，這些均屬正常現象，可繼續留意觀察。如發現另一邊乳房一直沒有發育跡象，應告訴家人及找醫生檢查。

乳癌自1994年起已是香港女性最常見的癌症，所以從小教導孩子認識乳癌已是刻不容緩。據資料顯示，[5] 乳癌確診者年紀最輕不到20歲。尤其是家族成員有病例，更應告知孩子定期檢查的重要性及從小養成健康飲食習慣。如果初經在12歲前出現

更要留意，因為研究指，[6] 早來經的女士一生體內累積雌激素的時間延長，會增加患乳癌的機會。

另外，大部分少女喜歡西式甜品、蛋糕，多屬高糖高脂，雪糕、手搖珍珠奶茶等亦含高脂肪，長期進食會引致肥胖，而大量雌激素儲存在脂肪細胞，容易引發乳癌。那是否要完全戒掉甜食？又不是，最重要是適可而止。

很多父母希望將女兒初經時間推遲，聽聞坊間有用中藥推遲初經，其好壞在此不便評論。筆者認為，避免讓小朋友進食過量雌激素食物及補品，多吃菜和水果，平常多做運動及充足睡眠，輕鬆地迎接青春期已經足夠。

健康飲食方面，以均衡為大前提，並應多進食新鮮及清淡的食物。少吃飽和動物脂肪，如紅肉和全脂奶類製品，這類食物的攝取與多種癌症有關，包括乳癌。

很多少女都會為乳房的大小而煩惱。其實乳房的大小是跟脂肪多寡、遺傳及營養等因素有關。注意均衡飲食、平常多做運動及及充足睡眠，都能幫助身體發育，輕輕鬆鬆迎接青春期。

乳房疼痛與乳癌有關嗎？

相信每位女性都曾經歷乳房疼痛。當乳房疼痛時，有些女性會懷疑自己會否患上乳癌。其實，絕大多數的乳房疼痛都來自良性病因，並非由乳癌所引起，但若發現異常，當然是要找醫生檢查。

乳房的痛感打從女性的乳房在青春期發育開始，乳房組織包括乳腺和脂肪，內有韌帶，但並無肌肉。在發育期間，雌激素和黃體酮荷爾蒙分泌使得乳房組織成長，也讓附近的組織擴張，因此少女會感到乳房脹痛，特別當有硬物碰撞到乳房時，痛楚會增加，這都是正常現象，只要乳房不是有硬塊，就毋須擔心。

大部分的乳房疼痛是與月經週期有關，這是受女性荷爾蒙影響，因此女性會出現週期性乳房疼痛問題。月經來之前三至五天內乳房開始疼痛，一直到月經結束後約五天，如果疼痛逐漸減輕，屬於正常的疼痛。一般來說，女性在停經後，因女性荷爾蒙減少，疼痛明顯減緩甚至消失。

如果月經結束後一星期仍很痛或持續很久，就當心是有乳房纖維囊腫，其疼痛會比一般生理期的乳房脹痛更久、更痛。如果發現乳房出現異常的情況，應找醫生檢查。

另外，身體內脂肪酸的不平衡，也會影響乳房組織對女性荷爾蒙的敏感性，隨著月經週期的發展，就有可能會導致乳房疼痛。至於某些曾接受過乳房手術的病人，除了傷疤的癒合過程會感覺疼痛，有不少人在術後的許多年後，仍感覺到手術部位的疼痛。這可能由於在手術時，表淺的細小感覺神經被切斷所引起的局部麻痛感。

要減少或紓緩乳房的疼痛，最重要是穿著合適的胸圍或衣物。飲食方面，記緊多菜少肉，多吃蔬菜、水果、全穀類與堅果類食物，以增加纖維、維他命的攝取。當然最重要是有規律作息及恆常運動，降低生活壓力。

註 釋

1　Azeen Ghorayshi, "Puberty Starts Earlier Than It Used To. No One Knows Why," *The New York Times*, May 19, 2022, https://www.nytimes.com/2022/05/19/science/early-puberty-medical-reason.html.

2　World Cancer Reserach Fund and American Institute for Cancer Research, *Diet, Nutrition, Physical Activity and Breast Cancer* (World Cancer Research Fund International, 2018), https://www.wcrf.org/wp-content/uploads/2021/02/Breast-cancer-report.pdf。轉引自香港乳癌資料庫，《香港乳癌資料庫第十五號報告》。

3　Endocrine Society, "Obesity May Affect Puberty Timing and Hormones in Girls," Endocrine Society, February 25, 2021, https://www.endocrine.org/news-and-advocacy/news-room/2021/obesity-may-affect-puberty-timing-and-hormones-in-girls.

4　衛生署學生健康服務，〈青春期（家長篇）〉，香港特別行政區政府衛生署學生健康服務，2022 年 6 月，https://www.studenthealth.gov.hk/tc_chi/health/health_se/health_se_pp.html。

5　香港癌症資料統計中心，〈癌症統計數字查詢系統－所有年齡〉，香港癌症資料統計中心，2023年，https://www3.ha.org.hk/cancereg/tc/allages.asp。

6　香港癌症基金會，《認識癌症 —— 乳癌》（香港癌症基金會，2022年）；Centers for Disease Control and Prevention, "What Are the Risk Factors?," U.S. Department of Health & Human Services, July 25, 2023, https://www.cdc.gov/cancer/breast/basic_info/risk_factors.htm。

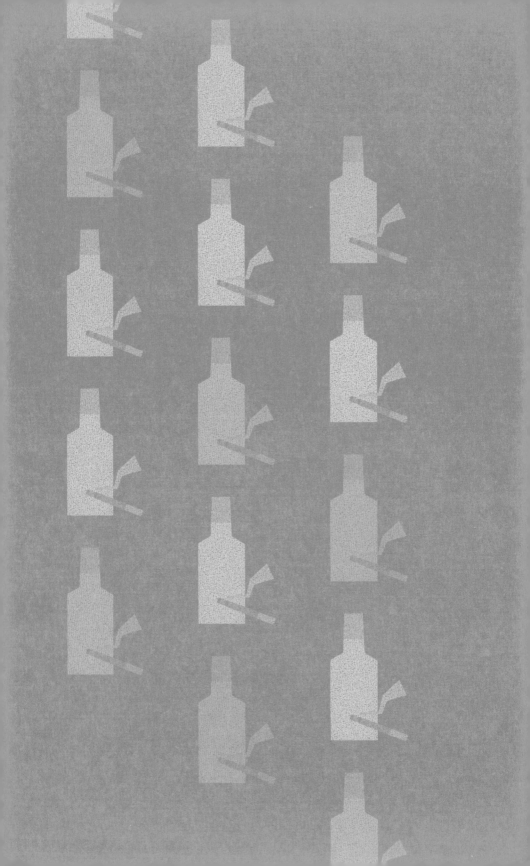

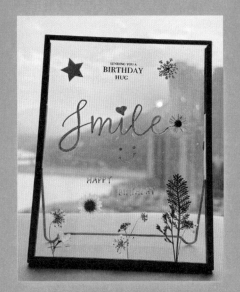
Smile

世衛把酒精、煙草列為第一類致癌物，酒並沒有安全飲用水平，而經常飲酒和吸煙會增加患上乳癌風險。

09
飲酒和吸煙

飲酒越多增患乳癌風險

世衛已經將酒精飲品列為第一組別的乳癌致癌物，並適用於所有年齡組別的人士。飲用酒精越多，患乳癌風險也越高。每天攝入10克酒精（即一標準杯，大約相當於一罐330毫升啤酒），會增加未收經婦女5%的乳癌風險，收經後的婦女則增加9%。[1] 今時今日，女性飲酒已十分常見。一項調查發現，[2] 在2018年，香港有17.2%的婦女在過去12個月內曾飲用酒精飲品。縱然數字較男性低，但酒精對女士的身、心及社交影響不容忽視。

在《香港乳癌資料庫第十五號報告》中，5.3%的受訪患者曾有飲酒習慣，即是12個月內飲用五杯或以上酒精飲品，當中有約四成患者在確診時仍有飲酒習慣。飲酒之所以傷身，尤其女性比男性更容易被酒精侵害，原因是女性吸收酒精的細胞組織相對較少，且身體中脂肪相對水的比例亦較高，減低了稀釋酒精的能力。[3]

英國南安普敦大學最新研究顯示，[4] 酒精會提升荷爾蒙水平，釋放損害DNA的化學物質，促進腫瘤生長。研究人員相信，5至11%的乳癌個案是由喝酒引起。英國癌症研究基金會（Cancer Research UK）亦指出，[5] 除了乳癌外，酒精亦會增加患上其他癌症風險，例如口腔癌、食道癌、肝癌、大腸癌等。不論甚麼類型的酒精，都會增加罹患癌症的風險，因為即使是少量酒精，酒精本身也會對身體造成損害。

　　酒精會令肝功能受損，即使飲用同一分量的酒精，女性會較男性容易患上酒精性肝炎。而且，酒精的熱量很高，僅次於脂肪。飲酒時更常常會以花生、薯片等佐酒，這些含油量高的零食會令人進一步增加體重，增加患乳癌的風險。

　　酒精更會令身體脫水，使皮膚乾燥。若是長期飲酒，更會阻礙營養吸收，使身體缺乏部分維他命如B1、B6、B9等，影響健康及儀容。除了對儀容或外表的外在影響，酒精同時是強勁的中樞神經鎮抑劑，酗酒將增加患上抑鬱症的風險。

　　雖然「酒逢知己千杯少」，但酒精是致癌物，實在是不飲為妙。若有應酬或慶祝活動要飲酒作樂，就應「點到即止」，律己以嚴，畢竟健康才是財富。

喝紅酒真的有益健康嗎？

　　過往很多研究指，喝紅酒有助延年益壽、預防心血管疾病，但近年相繼有研究改變這個說法，[6] 指出人們不應該為了健康去喝紅酒，因為有其他方法比飲紅酒更能促進健康，例如多吃蔬果、多運動。即使是紅酒，也跟其他酒精飲品一樣不能過量。

　　葡萄酒含有一種叫多酚（polyphenol）的抗氧化劑，往往被視為有養生作用的酒類。多酚類物質也存在於水果和蔬菜中，可以減少人體內的炎症，預防疾病。大多數研究人員發現，被

認為有益健康的葡萄酒成分，絕大多數只在紅酒中，其多酚含量是白葡萄酒的十倍。

另外，大家經常聽到「喝紅酒能護心」，這可能是因為紅酒含有抗氧化劑，能增加血液中的好膽固醇。然而，喝紅酒能減低心臟病發的理論，目前仍未有嚴格的科學核實，醫生一般不會建議喝紅酒來保護心臟健康。

世衛的國際癌症研究機構將酒精列為第一類致癌物質，與煙草屬同一類別。患癌症的風險會按酒精攝取量成正比例而增加。飲用酒精越多，乳癌風險也越高。

醫學權威期刊《刺針》（*The Lancet*）分別於 2018 年和 2019 年進行研究，[7] 分析 60 萬位飲酒者和約 50 萬位來自不同中國地區的飲酒者，並跟進十年，發現無論喝多喝少，酒精都會增加心血管疾病和中風的風險，更無最低安全劑量。

誠然紅酒中的抗氧化劑有利健康，但我們也不需要靠著喝酒來獲取足夠的抗氧化劑，吃水果、吃蔬菜也可以達到。想提升好膽固醇、強化心臟，大家只要攝取足夠營養，勤做運動；喝紅酒或者留待節日慶祝，不要過量。

女性吸煙增婦科疾病

早在 80 年代開始，香港大力宣傳「吸煙危害健康」，並推出多項控煙計劃。結果，香港整體吸煙比率由 1982 年的 23.3% 下

降至2021年的9.5%，至約58萬人，成效顯著。然而細看下，香港女性吸煙比率過去十年並沒有明顯下降，一直徘徊在3%左右，反映女性吸煙的情況值得令人關注。

世衛指出，女性吸煙除了影響肺部，也會增加乳癌、卵巢癌，以及子宮頸癌等癌症風險。《香港乳癌資料庫第十五號報告》指，4.8%的受訪乳癌患者在確診前曾有吸煙習慣。當中在確診時仍有吸煙的比率近48%，平均每週吸煙3.7包。

吸煙可引致癌症、心血管疾病和呼吸系統疾病等。煙草煙霧含有焦油、尼古丁和一氧化碳等有害物質。而煙霧中包含了七千多種化學物質（例如：山埃、砒霜等），當中最少有69種是致癌物（例如：亞硝胺、乙醛、鉻等）。這些毒素進入身體後會破壞差不多每個器官，嚴重危害健康。

對女性而言，煙草中的有害物質能損害生殖系統，削弱生育能力。研究指出女吸煙者的生育能力比非吸煙者低28%。吸煙的女性在第一週受孕的機會較低，較非吸煙者低三分之一；需要超過一年才可成功受孕的比例較非吸煙者高3.4倍。[8]

吸煙更會增加懷孕相關疾病，例如：異位妊娠、胎兒生長受限、唇顎裂、早產、流產等妊娠期併發症。同時，吸煙會影響容貌，加速衰老，所以愛美的女士別吸煙了！

另外，煙草中的尼古丁會降低雌激素分泌，導致月經失調或經痛。由於吸煙會影響荷爾蒙分泌，女士吸煙會提早更年期平均兩至三年。每日吸十支煙或以上，提早更年期的機會更高。

女士們，要避開吸煙帶來的風險，請不要開始吸煙或儘快戒煙！

註 釋

1　World Cancer Reserach Fund and American Institute for Cancer Research, *Diet, Nutrition, Physical Activity and Breast Cancer*. 轉引自香港乳癌資料庫,《香港乳癌資料庫第十五號報告》。

2　Non-Communicable Disease Branch Centre for Health Protection Department of Health, *Report of Health Behaviour Survey 2018/19* (Centre for Health Protection, June 2020), https://www.chp.gov.hk/files/pdf/report_of_health_behaviour_survey_2018_en.pdf. 轉引自香港乳癌資料庫,《香港乳癌資料庫第十五號報告》。

3　衛生防護中心,〈非傳染病直擊〉,衛生署衛生防護中心監測及流行病學處,第4卷,第10期(2011年10月),https://www.chp.gov.hk/files/pdf/ncd_watch_oct2011_chi.pdf。

4　University of Southampton, "Research Shows Poor Awareness Amongst Women of Alcohol's Role in Breast Cancer," University of Southampton, June 19, 2019, https://www.southampton.ac.uk/news/2019/06/alcohol-breast-cancer.page.

5　Cancer Research UK, "How Does Alcohol Cause Cancer?" Cancer Research UK, September 1, 2023, https://www.cancerresearchuk.org/about-cancer/causes-of-cancer/alcohol-and-cancer/how-does-alcohol-cause-cancer.

6　Jessica Brown, "Can Drinking Red Wine Ever Be Good for Us?" *BBC*, October 22, 2019, https://www.bbc.com/future/article/20191021-is-wine-good-for-you.

7　2018年的研究為Max G. Griswold, Nancy Fullman, Caitlin Hawley, Nicholas Arian, Stephanie R. M. Zimsen, Hayley D. Tymeson, Vidhya Venkateswaran, et al., "Alcohol Use and Burden for 195 Countries and Territories, 1990–2016: A Systematic Analysis for the Global Burden of Disease Study 2016," *The Lancet* 392, no. 10152 (2018): 1015–1035;2019年的研究為Iona Y. Millwood, Robin G. Walters, Xue W. Mei, Yu Guo, Ling Yang, Zheng Bian, Derrick A. Bennett, et al., "Conventional and Genetic Evidence on Alcohol and Vascular Disease Aetiology: A Prospective Study of 500,000 Men And Women in China," *The Lancet* 393, no. 10183 (2019): 1831–1842。

8　香港吸煙與健康委員會,〈吸煙與妳的身體健康〉,無煙女性,2023年,https://women.smokefree.hk/collection/Smoking-and-Body-Health。

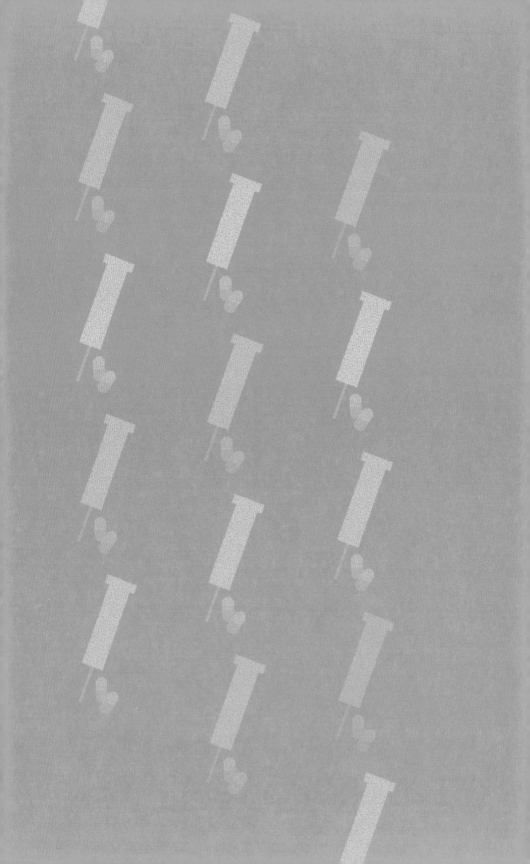

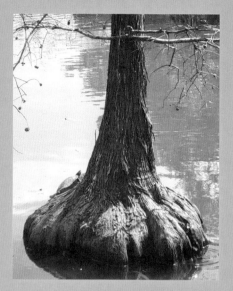

荷爾蒙補充劑用於紓緩女性更年期症狀，但醫學界證實長時間服用會增加乳癌風險，尤其有乳癌病史、子宮內膜癌、心臟疾病等婦女，不建議婦女使用。

《軟弱背後的堅毅》

10

會使用荷爾蒙補充劑治療

✦ 更年期使用荷爾蒙治療恐致癌？

有將近50歲的乳癌康復者正處於更年期，她問筆者可否服用荷爾蒙補充劑緩解更年期不適，說周遭的朋友在40多歲便補充激素，據說可以延緩老化。筆者立即告訴她有乳癌病史或罹患乳癌高風險族群的女性，不要使用荷爾蒙治療來紓緩更年期的症狀。

女性更年期一般在45歲至55歲出現，原因是卵巢功能逐漸老化，排卵亦會漸漸停止，雌激素分泌逐步減少。更年期症狀包括潮熱、陰道乾澀、骨質疏鬆、心臟及血管變化、情緒不穩定等。而且，雌激素不足會造成體態開始走樣、胸部下垂、皮膚乾燥、黑斑沉澱、性慾減少。

早在2002年7月，《美國醫學協會雜誌》發表之婦女健康關懷研究（Women's Health Initiative, WHI）報告調查了16,000多名平均年齡為63.2歲的停經後婦女，[1] 她們在使用北美洲常用之荷爾蒙製劑Premelle 5.2年以後，血栓、血管疾病及乳癌機率增加，但大腸直腸癌及骨鬆性骨折機率減少。有關結果讓許多女性擔心荷爾蒙補充會增加罹患乳癌的風險。現今美國食品藥物管理局（Food and Drug Administration, FDA）建議女性，若使用荷爾蒙治療應採用低劑量及縮短使用時間。

雖然其後也有研究質疑WHI報告，[2] 指更年期婦女如果使用雌激素搭配天然黃體素五年，乳癌的發生率與沒有使用荷爾蒙療法的婦女相近。但醫生普遍對於一些本身有乳癌病史、曾

患有子宮內膜癌、心臟疾病、靜脈栓塞或曾中風的女性或罹患乳癌高危險族群，並不建議使用荷爾蒙治療，以免影響原本的病情。

受更年期困擾的女性，可嘗試由改變生活習慣做起，如均衡飲食、減少辛辣飲食、避免煙酒，多運動、保持心境開朗並定期作身體檢查，筆者相信總比藥物治療更能愉快地踏入人生另一階段。

避孕藥與乳癌

9月26日為世界避孕日，顧名思義是提升大眾對避孕方法的認知，以避免性疾病傳播和意外懷孕的日子。現今很多女性會選擇服食避孕藥作為避孕方法，到底會否增加乳癌風險？

首先，讓我們了解口服避孕丸的功能，它所含的人造荷爾蒙能抑制卵巢排卵，因此就不會有懷孕機會。它亦能令子宮內膜產生變化，使受精卵無法著床。此外，人造荷爾蒙更可以增加子宮頸分泌物的黏稠度，使精子難以穿過黏液，進入子宮腔內。

但到底避孕丸是否會引致癌症？香港衛生署出版的《混合性避孕丸》簡介援引醫學研究顯示：[3] 服食避孕丸的婦女，患卵巢癌及子宮內膜癌的機會較一般婦女低四至五成。這對於全球長期服用避孕藥的1.5億女性來說，簡直是一大喜訊！

至於乳癌，有國際癌症研究機構把使用雌激素黃體酮混合口服避孕丸，列為乳癌成因之一，但亦有不同研究指出，[4] 婦女在停服避孕丸後有關風險便會漸漸下降；停服十年或以上，患乳癌的風險會回復正常。

至於服食避孕丸的婦女，患子宮頸癌的風險亦較一般婦女稍高。但究竟是由於避孕丸與子宮頸癌有直接關係，或是由於服食避孕丸後的婦女較早開始有性生活、曾經染性病或擁有較多性伴侶，則尚未有定論。

事實上並非所有人都適合服用避孕藥，有家族乳癌史、過去或現在患有血栓塞或者嚴重高血壓和糖尿病的婦女，均不應服用避孕丸。若35歲以上有吸煙習慣的女士亦不宜服用，因為會增加心血管疾病的風險。

目前市面上有不同牌子的避孕丸，配方內的人造荷爾蒙成分會有不同，所以婦女不宜隨便購買來服食，最好經醫護人員評估後，根據個別情況，選擇最合適自己的避孕丸。

淺談荷爾蒙失調

相信各位女士們對「荷爾蒙失調」的名字絕對不陌生。但凡臉部長了青春痘、青少年叛逆期、月經來潮時心情低落、情緒起伏大等，女士們總喜歡歸咎於荷爾蒙失調，彷彿只要跟身體情緒波動有關，就與荷爾蒙扯上關係。到底甚麼是荷爾蒙？它又如何影響我們的健康呢？

荷爾蒙是負責傳遞各器官之間訊息的一種化學素,這種化學素是由內分泌腺所製造而成。體內製造荷爾蒙的腺體器官包括:腦下垂體、甲狀腺、副甲狀腺、腎上腺、胰腺、卵巢及睪丸。其中卵巢與睪丸就是製造性荷爾蒙的器官,分泌身體成長發育的化學素。

不論男性或女性,若腺體分泌出來的荷爾蒙過多或過少而導致系統平衡受到破壞,就會出現荷爾蒙失調,或稱為內分泌失調。若不正視,除了會影響皮脂、長痘痘之外,也可能導致肥胖、月經失調、失眠、脾氣暴躁等問題。

在女性身上,一生可能經歷三次較顯著的荷爾蒙變化。首先,青少年踏進青春期時,體內會分泌大量雄性激素、雌性激素和黃體素。雄性激素也稱生長激素,主要促進孩子身體發育,如身高、體重、骨骼、肌肉的生長。雌性激素也稱性激素,主要促進孩子性發育,例如女孩子的胸部開始發育、月經出現等。其次是懷孕時,女性荷爾蒙會開始大量分泌,但產後因胎盤取出,導致女性荷爾蒙分泌急速下降。最後是女士步入更年期,卵巢漸漸喪失排卵功能,荷爾蒙分泌逐漸減少,使月經不規則,身體系統也因為頓時少了女性荷爾蒙的幫助而產生一些問題,如潮熱、心悸、陰道乾澀、骨質疏鬆等症狀。

想調整好荷爾蒙失調症狀,除了作息正常、均衡飲食外,記緊要勤做運動,幫助身體的內分泌系統恢復平衡!

! 更年期後的乳癌風險

很多年長女性有一種誤解，以為更年期後荷爾蒙水平下降，患乳癌風險便會降低。恰恰相反，女性患乳癌風險是隨著年齡增長而上升。

乳癌是本港婦女頭號癌症。據香港癌症資料統計中心公布2021年女性乳癌數字顯示，[5] 香港乳癌發病年齡中位數為58歲，而在5,565位新確診入侵性乳癌患者中，26%的人士確診時為45至54歲（更年期）；28%確診時55至64歲。以現今一般退休年齡延至65歲計，換句話說，退休前十年是女性患乳癌高峰期。

女性更年期一般在45歲至55歲出現。荷爾蒙由人體的器官或細胞製造而成，當中雌激素是人體主要的女性荷爾蒙，在更年期前由卵巢製造。在步入更年期後，女性體內的雌激素水平會明顯下降，並由腎上腺負責製造。一般而言，因為卵巢衰退，無法再製造雌激素，導致出現更年期症狀包括潮熱、盜汗、心悸，有些人會有睡眠質素不佳、情緒不穩定、骨質疏鬆及血管變化等症狀。

女性如早開始有經期，或遲收經的婦女，身體受女性荷爾蒙影響的時間便比一般婦女長，患乳癌的風險亦提升。據2018年《香港乳癌資料庫簡報》的病例對照研究指，[6] 在55歲後才停經的婦女有較高的乳癌風險（詳見第八章）。

　　所謂「及早發現，治療關鍵」，定期乳房檢查是必不可少。40歲以上女性應每兩年進行乳房X光造影檢查，以發現摸不到或未形成腫瘤的早期乳癌。當然，乳腺密度高女性，醫生會建議進行超聲波掃描。另外，每月應自我檢查乳房，易於留意異常變化；每兩年由專業醫護人員觀察及觸檢，能更有效識別毛病。

　　不管幾歲，越早發現診斷乳癌，治好機會越高。所以，各位更年期或收經的女性，當發現乳房出現症狀時不必覺得難以啟齒，應勇敢面對並尋求醫生的幫助。

註　釋

1　Writing Group for the Women's Health Initiative Investigators, "Risks and Benefits of Estrogen Plus Progestin in Healthy Postmenopausal Women: Principal Results from the Women's Health Initiative Randomized Controlled Trial," *Journal of the American Medical Association* 288, no. 3 (2002): 321–333.

2　Roger A. Lobo, "Where Are We 10 Years After the Women's Health Initiative?," *The Journal of Clinical Endocrinology & Metabolism* 98, no. 5 (2013): 1771–1780.

3　香港特別行政區衛生署家庭健康服務，《混合性避孕丸簡介》（香港：政府物流服務署，2018年）。

4　同上註，頁3。

5　香港癌症資料統計中心，〈2021年女性乳腺癌統計數字〉。

6　香港乳癌資料庫，〈香港婦女罹患乳癌的風險因素：病例對照研究〉。

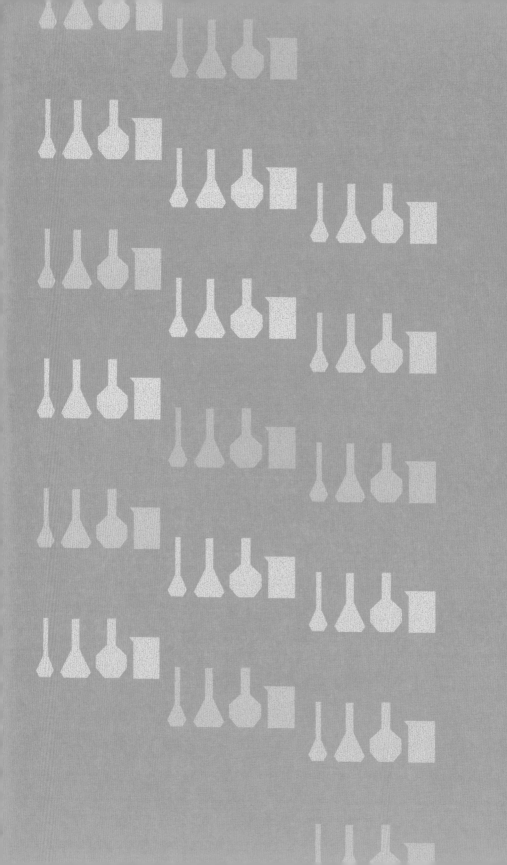

女性天生愛美，日常用的面霜、指甲油、染髮劑
等，有機會含有致癌化學物質，影響體內雌激素
分泌。

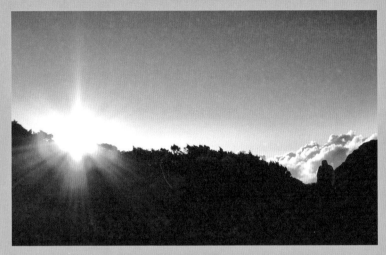

《玉山》

11

化學物質

♨♨♨▦ 止汗劑會否致癌？

炎炎夏日，女性尤其怕在衣服的腋窩位置留下汗印，於是不少人會使用腋下止汗劑或體香劑，保持腋下乾爽，然而有關產品通常使用於腋下，靠近乳房，於是有推斷使用止汗劑或體香劑可能會導致乳癌，究竟這種說法正確嗎？

人體出汗是維持和控制體溫的生理功能。汗液是由真皮內的汗腺分泌出來，成年人大約有兩百至五百萬個汗腺，分外分泌汗腺 (eccrine glands) 和頂泌汗腺 (apocrine glands) 兩類。分泌的汗液中九成九是水。其實汗液本身是無氣味或只有輕微氣味，但頂泌汗腺分泌汗液中的有機物質，被皮膚表面的細菌分解成一些不飽和脂肪酸，發出較強的氣味，形成體臭。

現時市面上的止汗劑的止汗效果來自鋁鹽 (aluminium chlorohydrate) 成分，鋁鹽吸收水分後會膨脹並堵塞皮膚表面的汗腺出口，達致止汗的效果。

傳言謂止汗劑含有致癌化學物質，長期剃腋毛和使用止汗劑則會令化學物滲入腋下淋巴，誘發乳癌。2007 年英國有研究小組在檢查乳癌手術切除的乳房組織時，[1] 發現腋下附近的鋁鹽濃度明顯地高於其他區域，而鋁鹽可讓基因突變，可能會干擾雌激素，因此推斷止汗劑與乳癌可能有關聯性。但根據目前的醫學研究，此說法並沒有廣泛科學證據支持。美國癌症協會指，沒有足夠證據證明止汗劑與乳癌有關。[2]

海外和本港的統計皆顯示，[3]大部分乳癌患者的腫瘤都在乳房的上外側，即近腋窩處，這令止汗劑致癌之說更顯得疑幻疑真。正確的科學解釋是，乳房上外側的乳腺和淋巴組織特別稠密，因而是腫瘤出現機會較高的位置。

女性做乳房X光造影檢查前，建議不要使用止汗劑，因為止汗劑含鋁，會在X光造影上呈現狀似鈣化點的影像，可能影響檢查結果。

⚱⚱⚱ 護膚產品的防腐劑

所謂女為悅己者容，女性日常護膚是必不可少。市面上很多護膚產品如面霜，為延長產品的保質期，通常加入防腐劑和添加劑。正因如此，女性接觸塑化劑、防腐劑、水銀等有害物質機會便大大提高。

很多女士選購護膚品多基於朋友的推介、名氣、品牌及認為貴價產品便是好。其實平日選購護膚品時，應小心留意成分，避免選用以下成分的護膚品及化妝品。

首先是防腐劑「對羥基苯甲酸酯」（paraben）。科學家發現這種化學物質類似雌激素，會干擾人體正常的荷爾蒙分泌，而體內雌激素水平提高，可能增加罹患乳癌風險。此成分的特性為成本低廉、防腐性高，常見於化妝品、洗頭水、潤膚膏、剃鬚泡沫、牙膏和漱口水等，以阻止微生物生長，延長保質期。使用於人體時，對羥基苯甲酸酯會被毛孔、胃腸道與血液所吸收。

其次是塑化劑「鄰苯二甲酸酯」。長期使用會透過皮膚進入體內，干擾內分泌系統及損害神經系統。塑化劑歸類為環境荷爾蒙，被國際癌症研究中心列為第三類致癌物。但它也是良好的定香劑，常用於香水、定型劑、噴髮劑、洗髮劑、潤膚膏、指甲油、防曬霜、面霜等。

港九藥房總商會早在2012年調查發現，[4] 部分清潔或潤膚等個人護理產品產品含有害化學物質，包括可引致男性不育和女性早熟的鄰苯二甲酸酯。但商會指，八成半受訪市民不知使用的產品含有害物質，逾八成不知該類物質對人體的傷害。為將健康風險減至最低，女士們應提升對這些有害物質的認知，留意產品標籤後作出選擇。

鄰苯二甲酸酯類[5]

其化合物為具有芳香氣味的無色液體，常用作增塑劑，以改善塑膠產品的柔軟度。於香水等化妝品中，則為溶劑和香味揮發劑。研究顯示鄰苯二甲酸酯類在動物研究中有致畸性和致突變性等毒性，並顯示有較強的干擾內分泌系統的特性。歐洲的化妝品指令及內地化妝品衛生規範均禁止七種鄰苯二甲酸酯類用於化妝品之中。

讓指甲「透透氣」

愛美是女人的天性，除了臉部化妝外，女士們也會為手甲或腳甲塗上色彩繽紛的指甲油。但不少報道指，甲油可能含有有害的化學物質，長期使用會對健康做造成不良影響。

　　消費者委員會曾經為市面上的成人及兒童甲油分別進行檢測，[6] 結果發現部分樣本含有毒化學物及致癌物如苯和甲醇。

　　苯（benzene）是已知的致癌物質，內地和歐盟都禁止使用苯作為化妝品原料。但由於指甲油一般含多種有機溶劑和化學物質，在製造過程中難以完全清除屬雜質的苯，因此甲油有可能檢出含微量的苯。

　　小部分甲油亦檢出甲醇（methanol）和鄰苯二甲酸酯。甲醇可能會刺激眼、鼻及呼吸道；鄰苯二甲酸酯則用於香水、甲油等化妝品中作為溶劑和香味揮發劑。研究顯示，[7] 該物質在動物研究中有致畸性和致突變性等毒性，且會干擾內分泌，增加女性罹患乳癌的機率。

苯[8]

無色、有甜味及易揮發的溶劑，對皮膚、黏膜有刺激作用。由於屬人類致癌物，因此不可作為成分用於化妝品中。在周圍的環境中，燃燒過程、汽車的廢氣及火山爆發等都可能產生苯，所以苯會存在於空氣中。

甲醇[9]

易揮發的透明液體，經皮膚吸收或吸入甲醇氣體後均可能中毒，會對肝、腎、心臟和其他器官造成損害。輕微中毒可能會出現疲倦、頭痛、噁心等現象，並可能導致暫時性視力模糊。

近年潮流興做啫喱甲或水晶甲，即是先將指甲上不平整的部位打磨，或是清除指甲旁邊的硬皮，之後再黏上裝飾用的甲片。但若頻密地更換人造甲，指甲有可能越來越薄，真菌或細菌便容易入侵以致感染。因此，筆者不建議頻密地換人造甲。

對於準備或正接受化療的乳癌病患者，更不建議塗上厚厚的甲油或弄啫喱甲或水晶甲。由於化療期間病人免疫力下降，醫生會為病人定期量度血氧濃度，如果指甲塗上甲油或者做了啫喱甲或水晶甲，均會影響血氧濃度的偵測。

為了健康著想，女士們最好不要長期讓指甲覆蓋著甲油。試想想，時常塗指甲油，便需要用洗甲水清洗，一塗一洗結果形成一個惡性循環，指甲會變得暗啞無光及脆弱。所以，女性們謹記要讓指甲「透透氣」！

♦♦♦▪ 隆胸會否引起乳癌？

對許多女士來說，乳房是女性的身分象徵，部分愛美的年輕女性會選擇隆胸；部分乳癌病人因需要接受全乳切除手術，亦會進行乳房重建。隨著醫學進步，無論你是甚麼原因為乳房動手術，相關手術已經越來越成熟，尤其對乳癌病人來說，更是彷彿提供「重生」機會，讓她們在術後回復正常生活。但女性們不禁疑惑，到底隆胸或是乳房重建手術，會否增加罹患乳癌或復發風險？

讓我們先了解隆胸和乳房重建手術的分別。隆胸，顧名思義就是將乳房增大的手術，而手術接受者本身的乳房完好，希望透過外科手術，例如置入水袋或矽袋，達致將乳房增大的效果。至於乳房重建手術，則是針對健康問題如乳癌的手術，需要切除整個乳房，同時又儘量維持乳房原本形狀及外觀，平衡脊骨兩邊體重負荷。相對而言，乳房重建手術較隆胸複雜。

到底隆胸會提高乳癌的機率嗎？醫學界統計顯示，[10] 植入假體者與未植入假體者，乳癌發生機率差不多，而目前尚未有數據證明，隆胸與乳癌有關連。但隆胸後的女性亦應定期接受乳房健康檢查，確保植入物沒有破裂或移位等危險。有隆胸的女性因擔心乳房X光造影檢查要擠壓乳房，恐令植入物破掉而對檢查卻步。事實上，做乳房X光造影檢查時可以將乳房按壓在假體前面，便不會有乳房植入物破裂的疑慮。除了X光造影檢查外，亦可採用超聲波或核磁造影檢查乳房。

無論是隆胸或乳房重建手術，手術的過程是有風險的，進行前要向醫生了解清楚，平衡手術的利與弊，作出個人最適合的選擇。

染髮的華麗背後

市面上有五花八門的染髮劑，在家中也可輕鬆染髮打扮一番，但頻密地染髮對健康潛藏一定風險。

　　根據《國際癌症期刊》上發表的一項最新研究，[11] 兩種常見的美容產品：永久染髮劑和將頭髮燙直的直髮膏，皆可能增加患乳癌的風險，定期染髮可能增加至少9%。所謂永久性染劑（permanent dye），並非指染了一次就永遠不會掉，而是可以停留約六至八週的時間。

　　研究人員在八年間追蹤46,000多名年齡35歲到74歲的女性，其中「經常染髮」指的是每五到八週就染一次或更多次頭髮。深色染劑比淺色染劑的傷害更大。

　　染髮劑致癌，主要來自其中的對苯二胺(p-phenylenediamine, PPD)成分，它讓毛鱗片打開，與頭髮產生化學反應，令色素可以進一步留在頭髮內。這些化學物質長期留在身體裏，自然對身體有害。加上，染髮過程中，染髮劑有機會接觸頭髮以外的地方，如頭皮、耳背位置，長期下來，經常染髮人士有機會患上接觸性皮炎。

　　另一方面，該研究指不染髮的女性，與使用暫時性染髮劑（temporary dye）或半永久染髮劑(semi-permanent dye)的女性相比，罹患乳癌風險則沒有差異。研究人員指出，使用永久染髮劑與女性乳癌存在關聯，但並不能證實因果關係。乳癌成因有多種，並非單一原因可以解釋，所以相關研究結果仍需要深入探討，但建議女士要避免使用這些化學物質，以降低患乳癌的風險。[12]

　　近年大家開始選用天然染髮劑，原因是其選用天然的成分，比含有化學物質的傳統染髮劑安全得多。可是，天然染髮

劑同樣需要張開閉合的毛鱗片，令頭髮容易上色，還是需要化學物質的協助。而且，由於天然染髮劑的上色持久性不及傳統染髮劑，此舉或會增加染髮的次數。

染髮劑本身就是一種化學物，在選購時大家要看清楚成分，以確保安全性，最重要當然是減少染髮的次數。其實剛巧近年流行帶帽子，或許為因遮蓋白髮而染髮的人士帶來更佳選擇。

🕯🕯🕯▦「雙酚S」增乳癌風險

浸會大學研究發現，[13]日常生活使用的膠樽及列印收據的感熱紙等，或含有雙酚A (bisphenol A, BPA) 替代品雙酚S (bisphenol S, BPS)，長期接觸雙酚S會增加患乳癌風險。

該研究指出，不同劑量的雙酚S都會令小鼠的乳腺腫瘤增生，而且發現腫瘤的脂質和蛋白質生物標誌物出現異變，借助人體乳癌組織驗證亦確認結果，推斷雙酚S同樣會增加患乳癌風險。舉例說：收據用的感熱紙同樣或有雙酚S成分，長期接觸這些收據容易攝入過多雙酚S，所以建議大家接觸後緊記洗手、勿揉眼或接觸口腔等。

很多年前雙酚A被廣泛應用於生產嬰兒水樽、食物及飲料容器和餐具中作增塑劑，以及於列印收據的感熱紙中作顯色劑等，但由於被證實與人體內分泌系統失調、代謝疾病及乳癌風

險增加有關，所以世界各國都已禁止販售含雙酚A的嬰幼兒奶瓶，生產商改用雙酚S作替代品。

想必很多人以為寫有「BPA FREE」（無BPA）的飲水膠瓶、容器就可以安心使用，但既然雙酚A被禁用，為了產品的塑型，在塑膠製作過程中，還是得添加其他替代塑化劑和化學物質等成分，以增加其透明度、硬度等。

早年外國已有一些研究指出雙酚S和雙酚A一樣具有干擾荷爾蒙的生物毒性。華盛頓州立大學研究發現，[14]雙酚S同樣會造成老鼠生殖細胞的DNA異常。雖然還沒有研究對人類健康有多危險，但從老鼠實驗顯示，雙酚S會從損壞的塑膠籠內滲出，進入老鼠體內造成DNA異常，因此只要塑膠產品出現損傷或存放過久，恐怕就不安全。

註 釋

1   Charles Christopher Exley, Lester Barr, Claire Martin, Anthony Polwart, Philippa D. Darbre, "Aluminium in Human Breast Tissue," *Journal of Inorganic Biochemistry* 101, no. 9: 1344–1346.

2   ACS Medical & Health Content Team, "Antiperspirants and Breast Cancer Risk," American Cancer Society, October 19, 2022, https://www.cancer.org/cancer/risk-prevention/chemicals/antiperspirants-and-breast-cancer-risk.html.

3　香港乳癌資料庫,《香港乳癌資料庫第十五號報告》。

4　Chanel Chan編,〈逾半產品有「毒」　專家籲認清11種化學成份〉,
healthyD,2012年10月31日,https://www.healthyd.com/articles/women/
avoid-skincare-products-with-11-toxic-ingredients。

5　消費者委員會,〈4款指甲油驗出致癌物苯 其中1款甲醇超標〉,《選擇月
刊》,第406期(2010年8月),https://www.consumer.org.hk/tc/article/406-
3468,頁7。

6　消費者委員會,〈美甲號外!近7成Gel甲油含禁用致癌物〉,《選擇月
刊》,第554期(2022年12月),https://www.consumer.org.hk/tc/article/554-
gel-nail-polish-products/554-gel-nail-polish-products-samples-and-test-items。

7　同註5。

8　同註5。

9　同註5。

10　Dennis Deapen, "Breast Implants and Breast Cancer: A Review of Incidence,
Detection, Mortality, and Survival," *Plastic and Reconstructive Surgery* 120, no. 7
(2007): 70S–80S.

11　Carolyn E. Eberle, Dale P. Sandler, Kyla W. Taylor, and Alexandra J. White, "Hair
Dye and Chemical Straightener Use and Breast Cancer Risk in a Large US
Population of Black and White Women," *International Journal of Cancer* 147, no. 2
(2020): 383–391.

12　美國癌症協會亦有撰文提及《國際癌症期刊》的研究結果,見ACS Medical
& Health Content Team, "Study Finds Possible Link Between Hair Dye,
Straighteners, and Breast Cancer," American Cancer Society, December 6, 2019,
https://www.cancer.org/cancer/latest-news/study-finds-possible-link-between-hair-
dye-straighteners-and-breast-cancer.html。

13　Chao Zhao, Ting Yong, Yinbin Zhang, Yu Xiao, Yaofeng Jin, Chang Zheng, Takashi
Nirasawa, and Zongwei Cai, "Breast Cancer Proliferation and Deterioration-
Associated Metabolic Heterogeneity Changes Induced by Exposure of Bisphenol
S, a Widespread Replacement of Bisphenol A," *Journal of Hazardous Materials* 414
(2021): 125391.

14　Tegan S. Horan, Hannah Pulcastro, Crystal Lawson, Roy Gerona, Spencer Martin,
Mary C. Gieske, Caroline V. Sartain, and Patricia A. Hunt, "Replacement
Bisphenols Adversely Affect Mouse Gametogenesis with Consequences for
Subsequent Generations," *Current Biology* 28, no. 18 (2018): 2948–2954.

預防方法

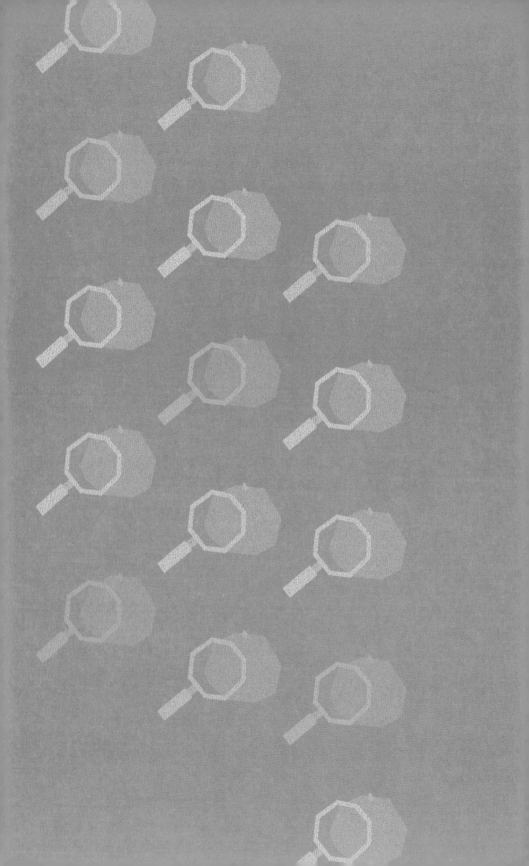

婦女透過乳房X光造影時發現的腫瘤平均為 1.3 厘米，而無意中自我發現的腫瘤平均已長成 2.3 厘米，比前者大整整 1 厘米，說明乳癌篩查更能發現早期乳癌，40歲女士應定期進行乳房X光造影。

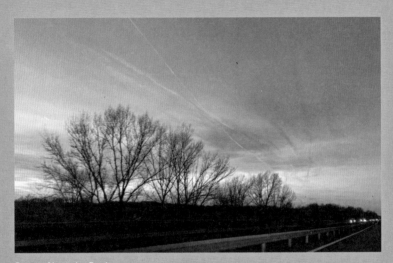

Beauty Along the Darkness

12

及早發現，
治療關鍵

關注你的乳房健康

所謂「愛家人更要愛自己」，無論是工作女性或媽媽們，即使工作多繁重，也要關心自己的健康，所以定期做身體檢查是必須的。

乳癌是香港女性最常見癌症，也在女性致命癌症中排名第三。過去十年，乳癌於北美地區的發病率持續下降，但卻在亞洲地區迅速增長。香港的乳癌發病率是亞洲區中最高的地區之一，在過去20年乳癌發病率就增加了三倍。

2021年本港新增5,565宗乳癌個案，平均每13名香港婦女就有1人有機會在一生中患乳癌，情況令人關注。而約48%乳癌個案都發生在40至59歲的女性身上，患者年齡中位數為58歲，代表年紀越大，風險越高。[1]

誠然，抗癌之路並非像感冒兩三日就可以痊癒，治療過程既長且跌宕起伏，但這個病是可以醫好的。數據指，經乳房X光造影篩查發現的乳癌確診時期數低，有望減少漫長的治療和減輕醫療費用。

可惜，香港女性的乳癌篩查習慣未如理想，與世界乳癌檢測趨勢相比有所滯後。據《香港乳癌資料庫第十五號報告》數據顯示，40歲或以上受訪患者中，有近六成七人士從未接受過乳房X光造影檢查。另外，超過八成的乳癌個案都是由患者無意中自我發現的，透過這方法發現的原位癌只有8.4%；相反，經由乳房X光造影檢查發現的原位癌則有41.6%（對原位癌的解

釋，請見引言，頁 xxiii）。透過定期進行乳房檢查，便能有效檢測早期乳癌。

乳癌平均五年的存活率，遠較其他癌症高。據〈首份本港乳腺癌及大腸癌分期存活率彙報〉顯示，[2] 2010 至 2017 年乳癌患者第一期五年存活率達 99.3%，第四期的存活率則 29.8%。同期，如果女性確診大腸癌第四期，其五年存活率只有 9.9%。

乳癌是女性大敵，因此女士們要提升對乳房疾病的警覺，及早識別乳癌，這才是治療的關鍵。

表 12.1　乳癌健康檢查三部曲			
三部曲	一、自我檢查	二、臨床檢查	三、乳房 X 光造影檢查
目的	熟悉自己的乳房狀況，較能察覺到其異常變化	專業醫護人員觀察及觸檢，能更有效識別毛病	造影可顯示摸不到或未形成腫瘤的早期乳癌
20 至 39 歲	每月	每三年	按醫生建議
40 歲或以上	每月	每兩年	每兩年

表 12.2　2010 至 2017 年間確診不同乳癌期數患者的五年相對存活率[3]	
期數	五年相對存活率
第一期	99.3%
第二期	94.6%
第三期	76.2%
第四期	29.8%
未能分期	66.5%
所有期數	84.0%

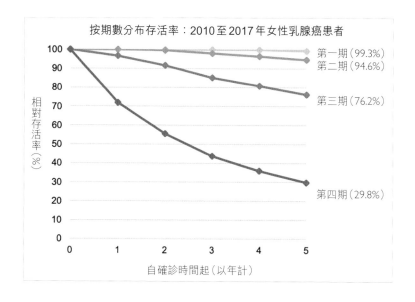

按期數分布存活率：2010至2017年女性乳腺癌患者

（縱軸）相對存活率（%）

第一期（99.3%）
第二期（94.6%）
第三期（76.2%）
第四期（29.8%）

（橫軸）自確診時間起（以年計）

🔍 政府乳癌篩查先導計劃

政府乳癌篩查先導計劃於2021年9月正式展開，為期兩年。有參與有關計劃的乳癌病人，「幸運地」找到連手也摸不到的早期乳癌。該名女士40多歲，有鑑於本身肥胖，屬乳癌高風險群組，知悉政府推行篩查，決定報名參加。因為屬早期發現，她避過了化療及電療之苦，只須進行手術治療。這說明了「定期乳房檢查」的重要。

自80年代開始，國際上都有乳癌篩檢的項目，香港算是較遲起步。包括台灣在內，目前全球最少34個國家和地區已推行全民乳癌篩查。以台灣為例，在實行全民每兩年一次乳房X光造影檢查後，死亡率下降41%及減少三成第II＋期乳癌。

表 12.3　乳癌篩查及香港政府最新指引： 政府乳房篩檢政策（2021年）[4]		
對象	**風險因素**	**建議**
高風險的婦女	• 為BRCA 1／2變異攜帶者或其家人 • 有患乳癌或卵巢癌、雙側或男性乳癌的第一／第二度親戚的家族病史 • 有乳腺管原位癌（DCIS）、乳小葉原位癌（LCIS）、非典型乳腺管增生（ADH）、非典型乳小葉增生（ALH）的個人病史	每年進行乳房X光造影檢查
中等風險的婦女	• 有家族病史 • 有一個直系親戚年齡 ≤ 50歲或兩個直系親戚年齡 > 50歲	每兩年進行乳房X光造影檢查
44至69歲的大眾	• 有良性乳腺病史 • 無分娩／首次活產 > 30歲 • 體重指標BMI（> 23 kg/m^2） • 初經 ≤ 11歲 • 缺乏體育鍛鍊	每兩年進行乳房X光造影檢查

　　在乳癌篩查方面，雖然香港起步慢，但「遲到好過無到」。政府推行的乳癌篩查先導計劃，是採用風險為本的方式進行。44至69歲的女士，就算沒有家族史，如果有個人乳癌風險因素，如肥胖、缺乏運動、早來經、從未生育或遲生育、曾經患良性乳房疾病，都屬高危一族。這些女士可以考慮每兩年做一次乳房X光造影檢查，更可以用由香港大學開發的乳癌風險評估工具，[5] 計算自己個人化的乳癌風險，如果屬最高危的25%便是合資格人士，可以到衛生署轄下的三間婦女健康中心，參加政府資助的乳房X光檢查。

香港乳癌基金會提供乳癌篩檢服務超過十年，據乳健中心的統計數字，一千個沒有症狀的女士進行定期乳房X光檢查，平均找出七個乳癌個案，與國際數字相約。

事實上，40歲以上的婦女患乳癌的風險隨年齡上升增加，屬高危一族。而4、50歲的婦女正值在家庭、事業中有著重要地位的階段，所以若能在未有症狀前檢查到乳癌，至少能減少對生命的威脅及家庭的影響。

⌕ 如何自我檢查乳房？

乳癌是香港女性最常見的癌症，因此任何年齡的女性也應該熟悉自己的乳房狀況，若不幸患上乳癌，及早發現及診治，可增加痊癒的機會，減低乳癌對個人和家庭造成的創傷和經濟負擔。

醫生建議20歲以上的女性每月應定期進行自我乳房檢查，未停經者應在月經開始後第七至十天進行，停經者則應在每月同一日進行。

事實上，一些簡單的檢測方法就可以讓你了解自己的乳房，及早發現任何異常轉變。

第一，觀察。首先站在鏡子前，舉手過頭，觀察乳房的形狀和輪廓是否有任何異常；然後把手掌放在臀部，用力壓下以

拉緊胸肌，留意乳房有否下陷。同時，留意乳房皮膚是否變異，例如皮膚有否出現皺紋或凹凸不平、不尋常泛紅或其他顏色轉變。也要留意乳頭有否變異，包括形狀改變、結焦、疼痛、泛紅；或乳頭有否滲漏；乳頭表皮有沒有破損、脫皮、出血或分泌物流出。

第二，觸檢。可於淋浴或仰臥在床時進行，先舉起右手放在頭後，用左手食指、中指及無名指三隻手指指頭放在右側乳房，作小圓圈按摩動作，範圍由乳房側一直打圈向內至乳頭，別忘了腋下位置。輕輕擠壓右邊乳頭，觀察有否出現分泌物。然後，左右手對調，以相同方法檢查左邊乳房、乳頭及腋下。

第三，比較。比較乳房從前狀況，看看大小、外形是否出現不尋常變化。對比左右兩邊乳房，留意是否有任何變異。

姊妹們如果發現乳房有硬塊、腫脹或變硬，且情況持續至經期之後，須及早求醫，找出原因。雖然乳房變化有時未必與乳癌有關，但切勿諱疾忌醫或延誤求診，錯失及早醫治的機會。

🔍 小貼士

如果發現乳房有任何變化，請立則求醫，找出原因。乳房變化未必和乳癌有關，但切勿諱疾忌醫或延誤求診，錯失及早醫治的機會。

觀察

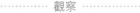

觸檢

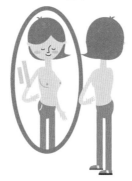

仰臥：肩膊下放枕頭或捲起的手巾，將護膚油塗在乳房上

沐浴時：加上沐浴液較容易進行檢查

步驟

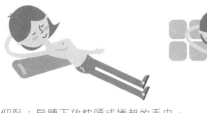

❶ 舉高右手臂，放在頭後，用左手三隻手指輕壓右側乳房，作小圓圈狀或上下按壓整個乳房，感覺乳房是否有硬塊或腫脹；

❷ 用左手兩隻手指，輕輕擠壓右乳頭，注意有沒有分泌物；

❸ 檢查範圍包括乳房、鎖骨上下及左右腋下；

❹ 用右手重覆以上動作，檢查左邊乳房。

圖12.1　如何自我檢查乳房[6]

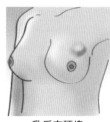
乳房有硬塊

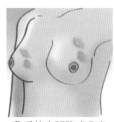
乳房外表凹陷或凸出

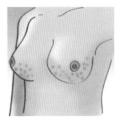
乳房皮膚呈橙皮樣變化、
出現紅疹、不癒合的
傷口、出血或潰爛

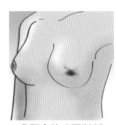
乳頭內陷或不對稱

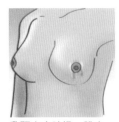
乳頭表皮破損、脫皮、
出血或有分泌物

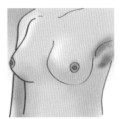
腋下有腫塊或
淋巴結發大

圖 12.2　乳癌有甚麼症狀 [7]

🔍 乳房 X 光造影配合超聲波檢查

「醫生我已做了乳房 X 光造影檢查，為甚麼還要做超聲波呢？」

很多女性對這種「雙管齊下」的乳房檢查感到疑惑，心想會否多此一舉，兩者取其一不就行嗎？概括來說，乳房 X 光造影檢查和乳房超聲波檢查的原理和用途各有不同，不能互相取替，而是兩者並用，互補不足。

　　超聲波掃描是利用儀器向乳房組織輸出高頻聲波，然後將接收的反饋聲波轉換成圖像，從而檢驗乳房內的狀況。此舉可輔助X光造影以偵測囊腫，能分辨是實體還是屬內含液體的囊腫，過程無痛且不涉及輻射。

　　然而，超聲波掃描是不能代替乳房X光造影檢查，因為後者透過低劑量的X光從多角度拍攝乳房組織，唯有X光造影才可最有效發現未形成的腫瘤，偵測肉眼看不見或手摸不到的乳房異常現象，包括以微細鈣化點形態存在的癌細胞，又或乳腺管的紋路有變化。這些都是癌症出現的症狀，但藉由超聲波檢查是無法找到。有刊登在《歐洲癌症研究》(*European Journal of Cancer*)的報告指出，[8]乳房X光造影檢查可將50歲以上女性乳癌死亡率降低25%至30%。

　　一般來說，40歲以上女性建議每兩年進行一次乳房X光造影檢查，而40歲以下女性因乳房組織密度較高，其X光造影片的影像可能不明顯，因此醫生一般建議她們接受乳房超聲波檢查。如果屬高危一族，個人或家庭成員曾患乳癌，就要按醫生建議進行乳房X光造影檢查，密切監察乳房健康。

　　如果X光造影檢查或超聲波掃描發現有硬塊，醫生會從硬塊抽取細胞樣本，進行病理分析鑑定。若結果顯示腫瘤是乳癌，醫生會為患者作進一步檢驗，診斷乳癌期數，再建議合適的治療方法。

🔍 懷孕產檢配合乳房檢查

　　女性懷孕期間，體內荷爾蒙開始為產後哺乳作好準備，乳房脹大。這時很多孕婦只注重腹中的檢查，而忽略了自身乳房在懷孕期間重大的變化。每年，筆者總會遇到有孕婦或產後的乳癌病人，她們承受艱辛治療和產後鬱悶。為了避免喜劇變悲劇，婦女最好是產前或懷孕早期進行乳房檢查，以保障自己及胎兒。

　　筆者記得十多年前，一位媽媽在醫院剖腹生產後數日同時確診了乳癌。她當時在懷胎六個月左右已摸到硬塊，但婦產科醫生只用手觸診，認為是懷孕期的乳腺增生，所以未有理會。直至她在醫院剖腹生產後，因乳房不適，在醫院經詳細檢查後確診二期乳癌。她未能哺乳，在生產後約十多天便立即進行了化療將腫瘤縮細，三個月後進行乳房局部切除手術，接著三個星期後再進行電療。除了身體疲累，她亦要照顧剛出生的寶寶，壓力之大可想而知。

　　這十多年來筆者仍然遇過不少懷孕期間或產後、哺乳期確診乳癌的個案。在懷孕期間檢查出乳癌，婦女承受很大的憂慮和困擾，例如擔心治療會傷到胎兒嗎？如果能順利生產，往後是否還有體力、精神養育小孩呢？以後還能正常懷孕嗎？

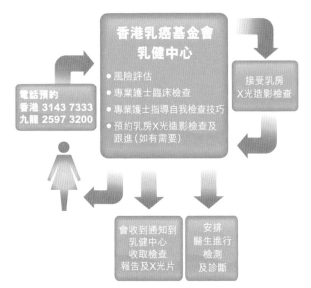

圖12.3 乳健檢查服務流程[9]

乳癌並不一定在乳房部位發現

　　乳房X光造影檢查被認為是乳房篩查「國際黃金標準」，用以偵察癌症先兆如鈣化點。同時，一般人以為自我檢查乳房，只是局限於乳房，但原來檢查範圍還包括鎖骨上下及左右腋下，以檢查腋下有沒有腫脹及淋巴結發大。

　　50歲的Vera（化名）因母親及姐姐曾患上乳癌，所以定期接受超聲波及乳房X光造影檢查。2009年Vera在自我檢查時發現腋下有兩粒異物，乳房則並未有摸到任何硬塊，但因為乳癌家族史的關係，她立即為乳房進行超聲波及乳房X光造影檢查。當時的報告結果是乳房並未發現異樣。後來Vera將腋下淋巴切除並進行化驗，結果證實患上乳癌。這正好反映，乳癌並不一定先在乳房部位發現，微小的乳癌也可以轉移到腋下的淋巴結而被發現。

事實上，由於懷孕期間乳房變大，乳房細胞較為活躍，萬一真的有癌腫瘤，容易與懷孕時乳房增生的症狀混淆，因此通常延遲了乳癌治療。筆者建議孕婦做產檢時，要一起做乳房檢查。

其實，孕婦懷孕期間若發現乳房有硬塊，可先進行乳房超聲波檢查，相關檢查並不會對胎兒造成任何影響。當然若夫婦有計劃生育，女士們可進行懷孕前檢查，包括乳房觸檢或超聲波檢查、驗血（如乙型肝炎、地中海貧血等）、子宮頸細胞檢驗等，了解健康狀況，給自己和寶寶多一重保護。

註 釋

1   香港癌症資料統計中心，〈2021年女性乳腺癌統計數字〉。

2   香港癌症資料統計中心，〈首份本港乳腺癌及大腸癌分期存活率彙報〉，香港癌症資料統計中心，2020年，https://www3.ha.org.hk/cancereg/pdf/survival/Stage-specific%20Survival%20of%20BRC%20and%20CRC%20in%20HK.pdf。

3   表格數據出處同上註；折線圖數據出自香港癌症資料統計中心，〈2020年女性乳腺癌統計數字〉，醫院管理局，2022年10月，https://www3.ha.org.hk/cancereg/pdf/factsheet/2020/breast_2020.pdf。

4   Cancer Expert Working Group on Cancer Prevention and Screening (CEWG), "Recommendations on Prevention and Screening for Breast Cancer For Health Professionals," Centre for Health Protection, June, 2020, https://www.chp.gov.hk/files/pdf/breast_cancer_professional_hp.pdf.

5   香港特別行政區癌症網上資源中心，〈乳癌風險評估工具〉，癌症網上資源中心，出版年不詳，https://www.cancer.gov.hk/tc/bctool/index.html。

6   香港乳癌基金會，《乳房保健指南》。

7   同上註。

8   Doris Schopper, and Chris de Wolf, "How Effective are Breast Cancer Screening Programmes by Mammography? Review of the Current Evidence," *European Journal of Cancer* 45, no. 11 (2009): 1916–1923.

9   香港乳癌基金會，〈定期乳檢〉，香港乳癌基金會，2023 年，https://www.hkbcf.org/zh/breast_cancer/main/16/。

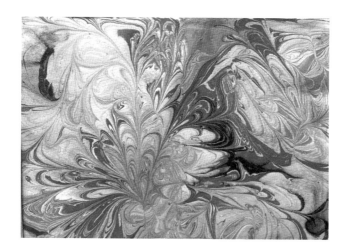

《浮水畫看人生》（Annie）

這幅浮水畫有如人生。畫上有污點，但並不影響到畫的美麗。人生的路程彎彎曲曲，不會總是順利。患乳癌，只是一個污點，並不影響美麗人生。

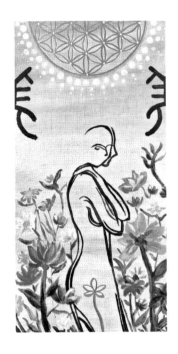

《亻·半》(Miss So)

治療期間,身心面臨挑戰:情緒兩極化、家庭和工作的日常生活被中斷、身體被割捨,人生猶如被割開兩半——生病前後的我。風雨過後,要緊記擁抱自我,一半的自己已經很美。

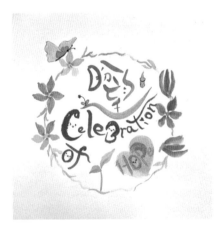

《盼望》(DebLee)

我過往曾罹患疾病,康復之路崎嶇難走,但我深知道人心存盼望才會健康長壽,希望藉着這幅作品鼓勵各位戰友,以正能量面對人生每一個難關。

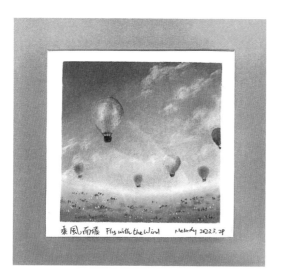

《乘風而飛》（*Fly with the Wind*）（Chan Wai Ching）

完成治療回復健康，全身充滿活力，展開全新的人生旅程。

I Choose Hope and Love (Bonnie Keh)

Hope with love, love with hope. Anything is possible!

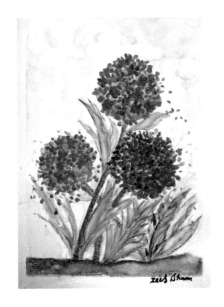

《春之頌》（Shum Tsz Fun）

透過繡球花色彩秀慧的形態，
表現出大自然的和諧，鼓勵同
路人在面對不確定的情況時，
也要有欣賞自然美態的心，活
出亮麗人生。

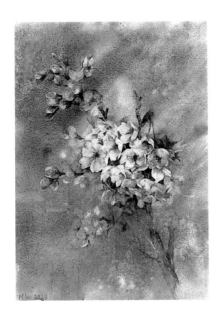

《春日芳菲》（利慧嫻）

繁花綻放欣欣向榮，充滿朝氣
的春日天，淡淡清香莫負花
約，期待我和春天又有約會！

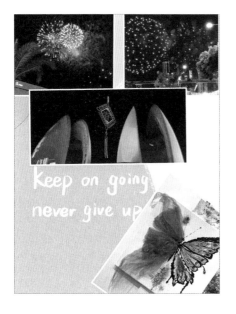

《平衡》（Grace）

煙花很美，並不對稱；日月貝一大一小，貝殼建築也很美……發覺心中放下「對稱才是完美」的執念時，方可得到平衡，自然發覺萬物的美。

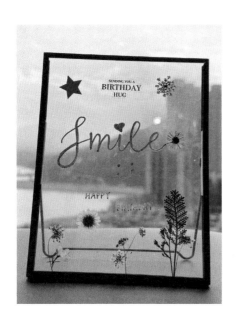

Smile (May Lau)

有一次為手繪玻璃作品拍攝時，剛巧遇上曙光，願為病患逆境帶來希望和溫暖。

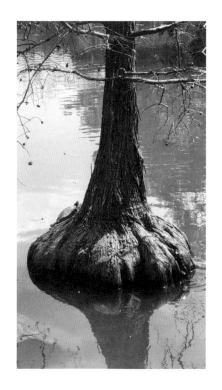

《軟弱背後的堅毅》（Sau Ling）

小龜無數次爬上去又掉下來，但牠從不放棄，看似膽小、退縮，遇上困境卻如此堅毅。願逆境也成操練，並發現自己潛藏堅毅的一面！

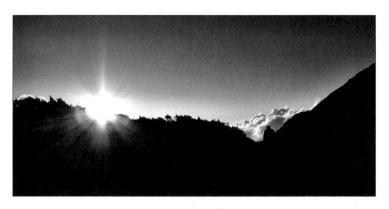

《玉山》（Kiu）

第一次徒步登上3952米的玉山，在準備登頂前一天，我們懷著興奮的心情看到了日出。慶幸最後全部人都沒有高山反應，成功登頂！

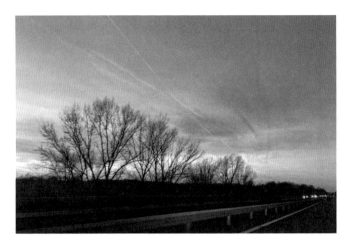

Beauty Along the Darkness (Phibee)

Beauty always comes with darkness. Appreciate the presence of beauty instead of focusing on the darkness.

香港乳癌基金會(Hong Kong Breast Cancer Foundation, HKBCF)於2005年3月8日成立,是本港首個專注乳健教育、患者支援、研究及倡議本港乳癌醫療政策的非牟利慈善組織,致力減低乳癌在本地的威脅。

乳健檢查及乳健教育

基金會成立的兩間乳健中心提供一站式專業、方便及可負擔的乳健檢查服務。服務包括乳癌風險評估、2D或3D乳房X光造影檢查、乳房超聲波檢查、醫生會診及診斷服務。乳健中心亦會舉辦乳健講座,並即場提供乳房觸檢服務。

相關資訊：

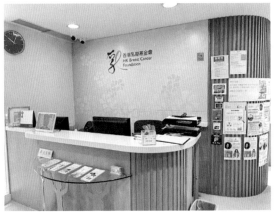

香港乳癌基金會乳健中心（香港）
地址：香港北角木星街9號永昇中心
　　　21樓（港鐵炮台山站A出口）
乳健檢查熱線：+852 3143 7333

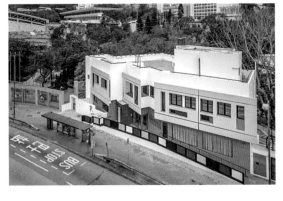

香港乳癌基金會賽馬會乳健中心（九龍）
地址：香港九龍牛池灣龍翔道28號地
　　　下（港鐵彩虹站C2出口）
乳健檢查熱線：+852 2597 3200

預約詳情：https://www.hkbcf.org/zh/breast_health_centre/online_booking/

以病者為本的支援服務

　　乳癌支援中心由香港乳癌基金會營運，致力為乳癌患者、康復者及其家人和照顧者，提供全面支援服務。服務範圍包括提供個別輔導；支援小組；治療前後的乳癌資訊及諮詢服務；淋巴水腫護理服務；藥物資助計劃；假髮、義乳、胸圍及繃帶送贈計劃；中醫會診、治療及針灸服務；以及義工服務。

相關資訊（同乳健中心地址）：

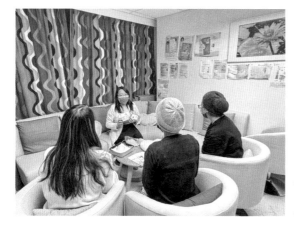

香港乳癌基金會患者支援中心（香港）
地址：香港北角木星街9號永昇中心
　　　22樓（港鐵炮台山站A出口）
患者支援熱線：+852 2525 6033

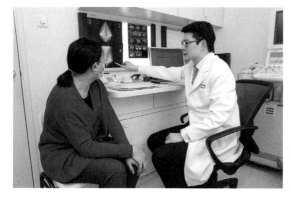

香港乳癌基金會患者支援中心（九龍）
地址：香港九龍牛池灣龍翔道28號
　　　一樓（港鐵彩虹站C2出口）
患者支援熱線：+852 2597 3251

乳癌研究及倡議

　　香港乳癌資料庫於2007年成立，搜集的本地乳癌病例數據有助研究更適合本港情況的治療方案及醫療政策。自2017年起，研究團隊改名為乳癌研究中心。除了自行進行研究外，中心亦與不同的研究機構合作，進行與乳癌有關的研究項目。

　　香港乳癌基金會網址：www.hkbcf.org